Hisham Abada

Resistência de ligação Push-Out à dentina do canal radicular

Hisham Abada

Resistência de ligação Push-Out à dentina do canal radicular

Imprint

Any brand names and product names mentioned in this book are subject to trademark, brand or patent protection and are trademarks or registered trademarks of their respective holders. The use of brand names, product names, common names, trade names, product descriptions etc. even without a particular marking in this work is in no way to be construed to mean that such names may be regarded as unrestricted in respect of trademark and brand protection legislation and could thus be used by anyone.

Cover image: www.ingimage.com

This book is a translation from the original published under ISBN 978-3-659-81820-2.

Publisher:
Sciencia Scripts
is a trademark of
Dodo Books Indian Ocean Ltd. and OmniScriptum S.R.L publishing group

120 High Road, East Finchley, London, N2 9ED, United Kingdom
Str. Armeneasca 28/1, office 1, Chisinau MD-2012, Republic of Moldova, Europe
Printed at: see last page
ISBN: 978-620-8-14116-5

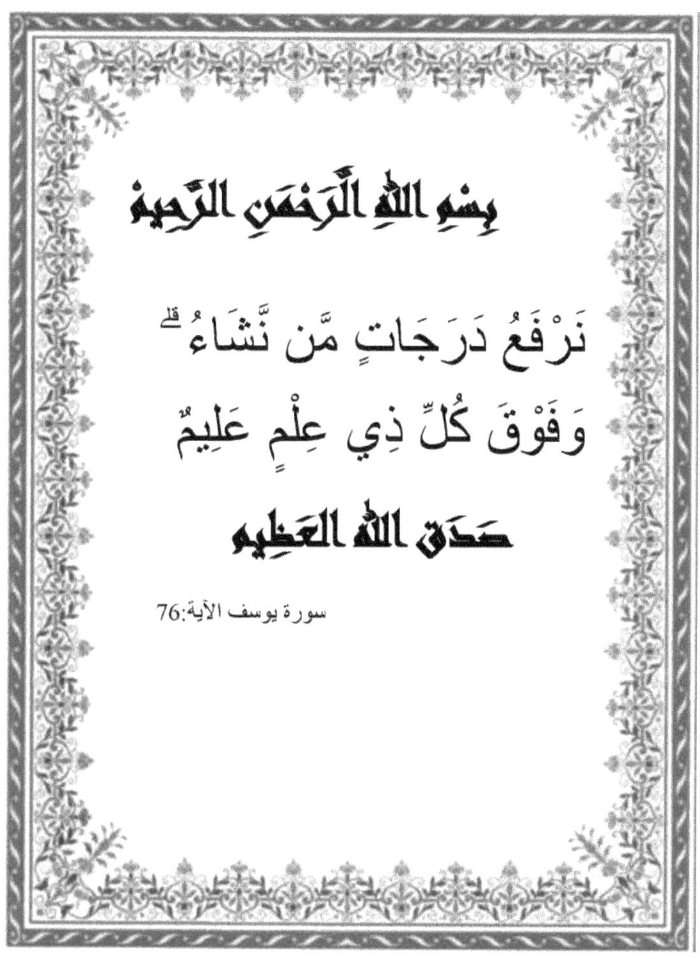

بِسْمِ اللهِ الرَّحْمَنِ الرَّحِيمِ

نَرْفَعُ دَرَجَاتٍ مَّن نَّشَاءُ
وَفَوْقَ كُلِّ ذِي عِلْمٍ عَلِيمٌ

صَدَقَ اللهُ العَظِيم

سورة يوسف الآية:76

Agradecimentos

Antes de mais, obrigado a **ALLAH** por me ter ajudado a concluir este trabalho.

Gostaria de expressar a minha gratidão, o meu fiel agradecimento e o meu profundo reconhecimento ao ***Dr. Ali Farag,*** professor de Endodontia da Faculdade de Medicina Dentária da Universidade de Tanta, pelos seus conselhos sábios e objectivos em todas as etapas deste trabalho. Estou-lhe profundamente grato pelo seu encorajamento contínuo e pelos seus esforços constantes ao longo deste estudo.

Os meus sinceros agradecimentos ao ***Dr. Hatem Alhadainy***, Professor e Presidente do Departamento de Endodontia da Faculdade de Medicina Dentária da Universidade de Tanta, pelos seus preciosos conselhos, opiniões sábias, cooperação e esforço contínuo que abriram caminho para a conclusão deste trabalho.

Estou profundamente grato à ***Dra. Abeer Darrag***, Professora Associada de Endodontia da Faculdade de Medicina Dentária da Universidade de Tanta, pelo seu grande apoio, pelos seus sinceros esforços de supervisão, por me ter disponibilizado o seu precioso tempo e também pelos seus brilhantes comentários e sugestões.

Estou grato a todos os membros do Departamento de Endodontia da Faculdade de Medicina Dentária da Universidade de Tanta pela sua ajuda e apoio.

Não há palavras para exprimir o quanto estou grato aos meus pais, irmão e irmã pelos sacrifícios que fizeram em meu nome. Foram as suas orações que me sustentaram até aqui. Gostaria de agradecer a todos os meus amigos que me apoiaram na escrita e me incentivaram a lutar pelo meu objetivo.

ÍNDICE DE CONTEÚDOS

Introduction

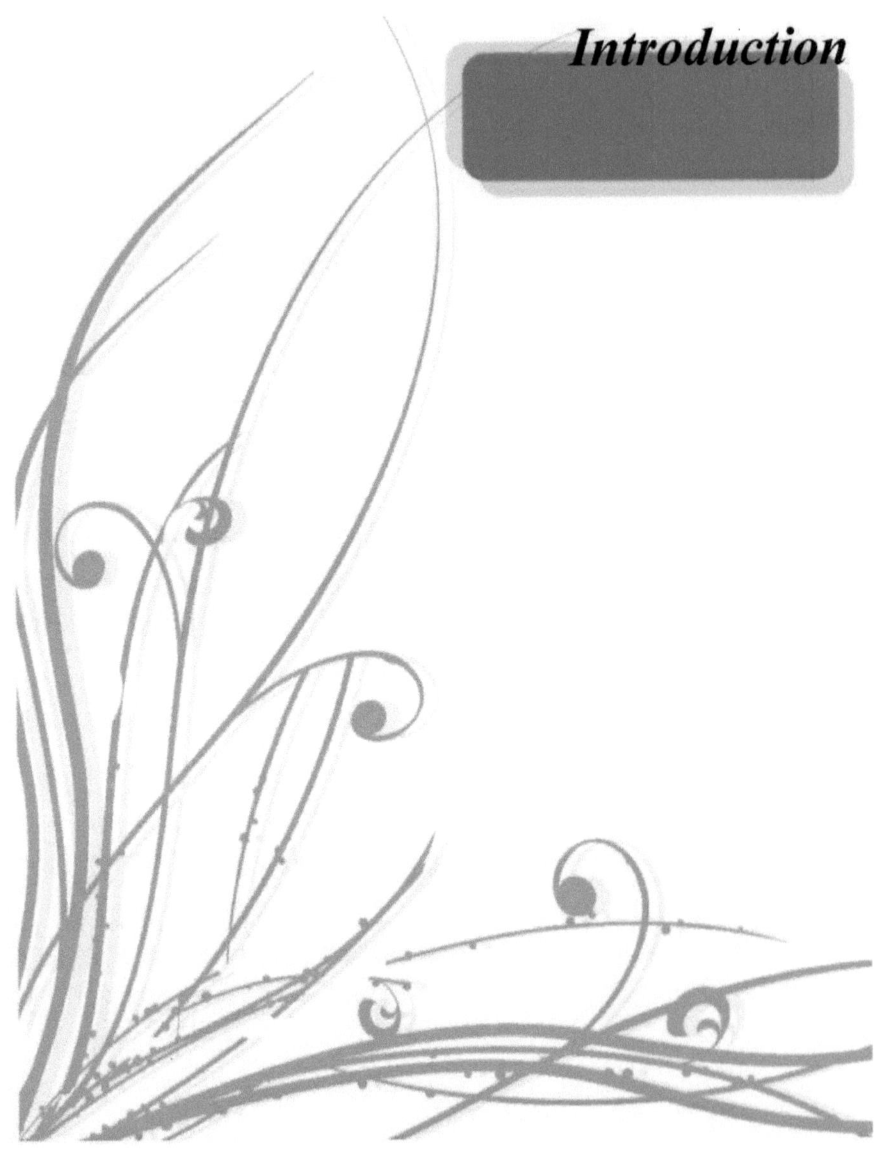

A introdução do sistema RealSeal (RS) à base de resina de metacrilato oferece a promessa de adesão à dentina radicular. O EndoREZ (ER) é outro sistema de obturação que estabelece uma ligação entre um material de núcleo GP revestido a resina de metacrilato e um selante à base de uretano dimetacrilato [1, ISIS]. GuttaFlow (GF) é uma pasta de obturação de canais radiculares que combina o selante de polidimetilisiloxano com pó fino de GP. É a primeira combinação de cimento/GP que é fluida à temperatura ambiente e expande-se 0,2% após a presa, pelo que proporciona uma adaptabilidade adequada às paredes do canal radicular [16].

Existem vários métodos para avaliar a adesão de um material dentário à dentina, incluindo o teste de tração e de cisalhamento (interface do planeador e push-out). Foi sugerido que o teste push-out pode fornecer melhores resultados de avaliação do que o teste de cisalhamento convencional porque, no teste push-out, a fratura ocorre paralelamente à interface dentina-adesão, o que o torna um verdadeiro teste de cisalhamento para amostras de lados paralelos [17].

Embora a resistência de união dos materiais de obturação dos canais radiculares à dentina seja uma propriedade importante, existem poucos estudos na literatura que correlacionem a resistência de união e a qualidade do selamento dos materiais de obturação endodôntica. Assim, o presente estudo in-vitro foi uma tentativa de avaliar e comparar a resistência de união push-out de diferentes sistemas de obturação à dentina radicular.

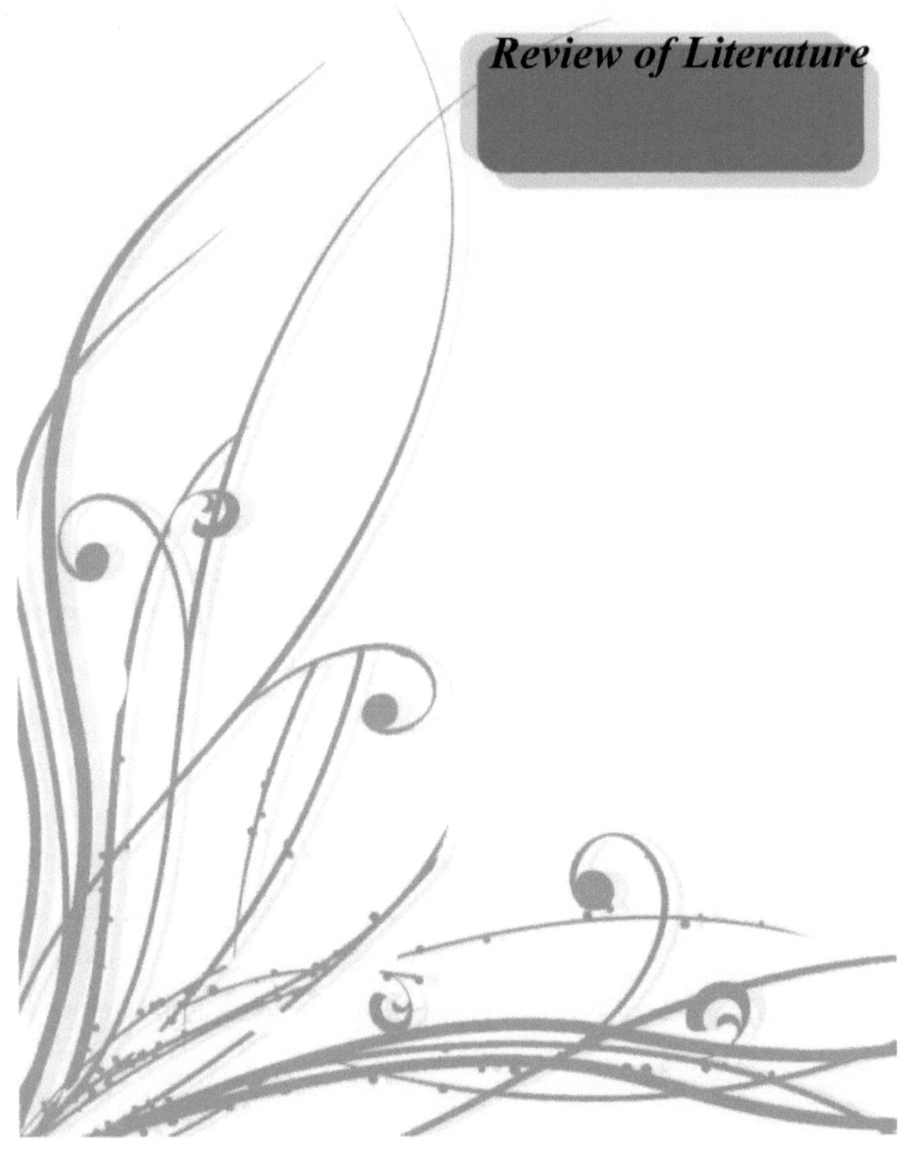

Review of Literature

Numerosos materiais de obturação e técnicas de aplicação foram introduzidos numa tentativa de obter uma barreira microbiológica dentro dos limites do sistema de canais radiculares. A investigação contínua sobre materiais de obturação baseia-se no conceito de que a principal causa de insucesso do tratamento do canal radicular é a migração apical de microrganismos e seus subprodutos numa obturação do canal radicular mal preenchida e com fugas [18].

Muitos sistemas de obturação foram propostos para a endodontia para abordar a boa capacidade de selamento e adesão à dentina. Apesar dos níveis inadequados de resistência de ligação entre a maioria dos selantes endodônticos actuais e a dentina radicular e a guta-percha [19, 20], a adesão dos selantes à dentina intrarradicular através da resistência à fricção, ligação química ou retenção micromecânica ainda é necessária para manter a integridade da interface selante-dentina durante as tensões mecânicas causadas pela flexão do dente, procedimentos operatórios ou preparação subsequente de um espaço pós [21, 22].

Recentemente, os sistemas de obturação adesiva foram introduzidos na endodontia, numa tentativa de obter um "monobloco" em que o material do núcleo, o agente de selagem e a dentina do canal radicular formam uma única unidade coesa dentro do canal radicular [13] .

O aumento das propriedades adesivas à dentina pode levar a uma maior resistência do dente restaurado, o que pode proporcionar maior resistência à fratura da raiz e longevidade clínica de um dente tratado endodonticamente [19].

II.1. Obturação do canal radicular:

O sucesso do tratamento endodôntico depende tanto do preparo biomecânico quanto da qualidade da obturação [23]. O preparo adequado do canal proporciona uma retenção apical e uma forma de resistência para a adaptação adequada dos materiais de obturação e a prevenção da extrusão apical excessiva desses materiais, respetivamente [24]. A preparação biomecânica e a desinfeção podem ser alcançadas através de instrumentação mecânica e irrigação abundante para remover bactérias e resíduos de tecidos. A modelação do espaço do canal radicular permite a obturação tridimensional e a selagem do sistema de canais radiculares [24, 25].

Consequentemente, o sucesso a longo prazo do tratamento do canal radicular depende do desenvolvimento e manutenção de uma vedação estanque às bactérias ao longo de todo o comprimento do canal radicular [24, 26]. Existem muitos materiais e técnicas disponíveis para este fim, estes materiais estão divididos em dois grupos básicos: selantes e materiais de núcleo.

Os materiais de núcleo constituem a maior parte do volume que obturam o espaço do canal, enquanto o selante deve ser utilizado numa película fina para preencher os espaços vazios entre o material de núcleo e as paredes do canal.

Existem muitos tipos de selantes disponíveis, que podem ser amplamente classificados em selantes à base de óxido de zinco e eugenol, hidróxido de cálcio, resina epóxi, ionómero de vidro, silicone, biocerâmica e agregado de trióxido mineral [27]. Estes selantes podem ser utilizados em conjunto com o material de obturação do núcleo como GP.

Um cimento ideal para o canal radicular deve aderir firmemente à dentina e aos materiais de obturação do núcleo [21]. A força de adesão do cimento endodôntico à dentina é importante para manter a integridade do selamento do canal radicular [28, 29]. Desde então, tem sido relatada uma relação direta entre a ligação do cimento endodôntico e a fuga [29, 30].

São esperadas diferenças nas propriedades adesivas dos cimentos endodônticos porque a sua interação com a dentina ou com os materiais de obturação do canal radicular pode variar com a sua composição química [31]. A adesão depende de uma multiplicidade de factores que interagem entre si, incluindo a energia da superfície do aderente (dentina ou materiais de obturação do canal radicular), a tensão superficial do adesivo (cimento), a capacidade do adesivo para molhar as superfícies e a limpeza da superfície do aderente [32]. Além disso, as tensões causadas por diferenças nos coeficientes de expansão térmica e alterações dimensionais durante a fixação do adesivo podem afetar as ligações adesivas [33].

O GP com um selante tem sido universalmente aceite como o padrão de ouro para os materiais de obturação do canal radicular [6]. No entanto, o GP ainda tem alguns problemas como material de núcleo, como o facto de não ter um selamento dentinário completo [34]. Espaços potenciais não preenchidos podem permitir microinfiltração coronal e infeção do sistema de canais radiculares, contribuindo para falhas no tratamento [35, 36].

No entanto, o GP continua a ser o material de eleição devido às suas propriedades químicas e físicas únicas [37], biocompatibilidade, estabilidade dimensional, plasticidade quando aquecido e facilidade de remoção para pós-colocação ou retratamento [38].

II.1.1. Sistema de obturação à base de resina:

Os recentes avanços na tecnologia adesiva levaram à introdução de uma nova geração de selantes endodônticos e materiais de obturação que se baseiam nas propriedades adesivas e na tecnologia de resina polimérica. Estes materiais são capazes de se ligar à dentina radicular, formando uma camada híbrida e penetrando profundamente nos túbulos dentinários, em virtude das suas propriedades hidrofílicas [39]. Os selantes à base de resina podem ser selantes à base de resina epóxida ou de resina metacrilato (MRBS).

a) Selantes à base de epóxi-resina:

O AH Plus é um selante à base de resina epoxídica que foi desenvolvido como substituto do seu antigo AH26, que é tóxico, uma vez que liberta algum formaldeído durante a reação de endurecimento [40].

O AH Plus demonstrou uma melhor capacidade de selamento a longo prazo em comparação com os selantes convencionais, devido à expansão registada ao longo do tempo. É biocompatível e mais radiopaco, tem um tempo de presa mais curto (aproximadamente 8 horas), menor solubilidade e melhores caraterísticas de fluxo em comparação com o AH26 [40, 41].

b) Selantes à base de resina de metacrilato:

Recentemente, foram desenvolvidas MRBS [42, 43], derivadas da tecnologia química de polímeros. No entanto, a combinação de pontas GP e selante de resina de metacrilato demonstrou uma capacidade de selamento apical reduzida em comparação com pontas GP e selante de resina epóxica convencional [42, 44].

O mecanismo adesivo predominante destes selantes à dentina radicular é a sua retenção micromecânica onde se infiltram na matriz de colagénio parcialmente desmineralizada [45]. Foram introduzidas quatro gerações de MRBS [46].

Sistema de obturação EndoREZ:

ER é a segunda geração de MRBS ligáveis [47-49]. É um selante autopolimerizável de dois componentes (base e catalisadores), de polimerização dupla, com propriedades favoráveis de baixa viscosidade [39]. Além disso, não é condicionante e não requer o uso adjunto de adesivo dentinário, é de natureza hidrofílica e flui para canais acessórios e túbulos dentinários, facilitando a formação de tags de resina e camada híbrida após a remoção da smear layer [50]. No entanto, estes "tags" não parecem ser limitados e exibem uma força adesiva insuficiente para resistir à contração da polimerização, resultando na formação de espaços entre o selante e a parede do canal [44].

O selante é fornecido numa seringa de mistura e distribuição automática de duplo cilindro. O kit inclui uma seringa de duplo cilindro, pontas de mistura, seringas Skinni e Navitips. O fabricante recomenda que as paredes do canal devem permanecer ligeiramente húmidas após a preparação para tirar o máximo partido da natureza hidrofílica do selante [48]. No entanto, demasiada água pode causar permeação de água durante o processo de polimerização e resultar no aprisionamento de gotículas de água com subsequente rutura da ligação e aumento das fugas [51]. A aplicação através da pequena abertura e a hidráulica envolvida quando se utiliza uma NaviTip produz um selante sem bolhas de ar que preenche o canal com uma camada homogénea.

O cimento pode ser utilizado com GP ou com cones GP revestidos a resina (pontas ER). Apesar de se ligar bem às paredes do canal radicular, mas não ao

GP, o que constitui uma potencial fraqueza do caminho para a fuga bacteriana, a utilização de pontas ER com o seu cimento estabelece o chamado monobloco e é a razão para as propriedades de selagem superiores do sistema [39].

O Acelerador ER é o mais recente componente do sistema de obturação ER que tem um duplo objetivo. A reação de polimerização do ER é acelerada (dentro de 4-5 minutos) permitindo a continuação imediata da fase de restauração e promovendo a ligação entre o selante ER e os cones GP revestidos a resina [39].

Sistema de obturação RealSeal:

A terceira geração de MRBS contém um primário autocondicionante e um selante de resina de dupla polimerização [52-54]. É aplicado um primário ácido na superfície da dentina que penetra através da camada de smear layer e desmineraliza a dentina superficial. O primário ácido é seco ao ar para remover o transportador volátil e, em seguida, é aplicado e polimerizado um selante de resina fluida de cura dupla e enchimento moderado [55].

O RealSeal self-etch (RS SE) Sealer é um MRBS de quarta geração e é funcionalmente análogo a uma classe semelhante de compósitos de cimentação de resina auto-adesivos recentemente introduzidos, na medida em que eliminaram o passo separado de condicionamento/colagem [56]. Os monómeros de resina ácida que estão originalmente presentes nos primários adesivos à dentina são agora incorporados no selante à base de resina para os tornar auto-adesivos ao substrato dentinário. A combinação de um condicionador, um primário e um selante num selante autoadesivo tudo-em-um é vantajosa na medida em que reduz o tempo de aplicação, bem como os erros que podem ocorrer durante cada etapa de colagem [57, 58]. Este selante utiliza o conceito de incorporação de camadas de esfregaço criadas por instrumentos manuais/rotativos ao longo da interface selante-dentina [52-54].

Ao combinar adesivos autocondicionantes e MRBS com pontas RS, o fabricante introduziu o que anunciou como "uma nova era" nos sistemas de obturação adesiva dos canais radiculares [4, 59].

O RS SE utiliza um anidrido de ácido carboxílico de metacrilato polimerizável (ou seja, 4-META) como monómero de resina ácida [60-62]. Pode ser utilizado com cones ou pastilhas de RS utilizando técnicas laterais a frio e verticais a quente ou com o mais recentemente introduzido RS 1, que é um sistema obturador de RS baseado num suporte [63] .

Um solvente resinoso à base de bisfenol-A-dimetacrilato etoxilado (EBPADMA) como agente de diluição também é incluído nestes sistemas para ajustar a viscosidade do cimento. No entanto, a adição do solvente de diluição ao cimento sem fotoactivação não aumentou a adesão à dentina do canal radicular [64].

As pontas RS são um material termoplástico de obturação de canais radiculares à base de resina, baseado num poliéster sintético biodegradável, denominado "policaprolactona". Este material contém partículas de enchimento feitas de vidro bioativo, cloreto de bismutoxicloreto e sulfato de bário [4, 12]. É apresentado sob a forma de cones para colocação de pontos principais e acessórios utilizando a técnica de condensação lateral. Para além disso, é fornecido sob a forma de pellets concebidos para técnicas de condensação termoplástica e vertical [65].

O fabricante afirmou que a utilização de pontas RS em combinação com o seu selante à base de resina (RS) oferece as vantagens da ligação monobloco para o sistema de canais radiculares [66]. Foi demonstrado que o sistema RS apresenta menos fuga microbiana [4] e maior resistência de ligação à dentina do canal radicular [8], reduz a inflamação periapical [10] e aumenta a resistência à fratura dos dentes tratados endodonticamente em comparação com o GP [12].

II.1.2. Sistema de obturação à base de silicones:

O RoekoSeal é um selante à base de silicone que polimeriza sem encolher, tendo sido modificado com a adição de partículas de nanoprata e GP em pó para criar um novo material denominado "GF". Este proporciona uma adaptação adequada à parede do canal devido à sua expansão de presa (0,2 %) [67].

Uma das técnicas mais recentes para a obturação dos canais radiculares é a utilização do sistema de obturação injetável a frio à base de silicone "GF" [68], porque é frio, fluido à temperatura ambiente e contém GP em forma de partícula combinado com um selante à base de polidimetilsiloxano num sistema injetável [67].

O GF está disponível em cápsulas misturadas no amalgamador e pode ser injetado diretamente no canal radicular. Pode ser utilizado isoladamente como um único obturador ou em combinação com um cone mestre GP e não requer qualquer forma de compactação manual para a colocação. O material tem a capacidade de fluir para os canais laterais e preencher completamente o espaço entre a parede do canal radicular e o cone principal. Para além disso, não é utilizado calor na colocação do material, pelo que não ocorre retração. Além disso, o material expande-se 0,2% após a colocação, pelo que proporciona uma adaptabilidade adequada às paredes do canal radicular [67].

A principal desvantagem da GF está associada a um maior risco de enchimento excessivo devido ao facto de ser introduzida no canal como uma pasta [69].

II.2. Colagem à dentina do canal radicular:

A adesão à dentina radicular é uma caraterística importante de um material de preenchimento do canal radicular [70] por duas razões. Numa situação estática, deve impedir a percolação de fluido entre o material do núcleo e a parede do canal [30, 71]. Numa situação dinâmica, deve impedir a deslocação da obturação do canal radicular [71, 72]. O aumento das propriedades adesivas à dentina radicular pode levar a uma maior resistência do dente restaurado, o que pode proporcionar maior resistência à fratura radicular e longevidade clínica de um dente tratado endodonticamente [73].

A instrumentação do canal radicular, especialmente com instrumentos rotativos, produz uma camada de esfregaço que cobre as paredes do canal radicular e as aberturas dos túbulos dentinários [74, 75]. Esta camada é um fator negativo na selagem do canal radicular porque adere facilmente ao material de selagem e à interface da parede do canal radicular, reduzindo a adesão dos cimentos [76, 77]. A remoção da camada de smear layer aumenta a penetração do cimento nos canalículos dentinários, causando o intertravamento mecânico com o aumento da ligação física do cimento à parede do canal [76, 77], resultando no aumento da força de ligação do cimento adesivo à dentina do canal radicular [78-81] e na redução da microinfiltração para a maioria dos cimentos [82-86].

A aplicação de sistemas adesivos no canal radicular geralmente mostra uma formação não uniforme de tags de resina com consequente diminuição da retenção em direção ao ápice [87-89]. A perda de adesão na interface adesivo/dentina radicular continua a ser a principal razão para fugas [89-91], diminuição da força de ligação [92, 93] e, consequentemente, falha das restaurações [92, 94, 95].

O conceito de monobloco, no qual o material do núcleo, o agente de selagem e a dentina do canal radicular formam uma única unidade coesiva dentro do canal radicular [13], é introduzido para melhorar a qualidade da selagem nas obturações radiculares e para fortalecer as raízes. Os monoblocos de substituição criados nos espaços do canal radicular podem ser classificados como primários, secundários e terciários, dependendo do número de interfaces presentes entre o substrato de ligação e o núcleo do material a granel. Um monobloco primário tem apenas uma interface que se estende circunferencialmente entre o material e a parede do canal radicular (obturação única GF). O uso combinado de um material de núcleo e um cimento nas obturações endodônticas contemporâneas introduz interfaces adicionais formando monoblocos secundários que têm duas interfaces circunferenciais, uma entre o cimento e a dentina, a outra entre o cimento e o material de núcleo (sistema de obturação RS). Por outro lado, os monoblocos terciários são aqueles em que uma terceira interface circunferencial é introduzida entre o substrato de ligação e o material do núcleo quando um revestimento aderente está presente no material de obturação radicular. O ER é um material de obturação de canais radiculares aderente que representa o "monobloco terciário" [96].

São simultaneamente necessários dois pré-requisitos para que um monobloco funcione com sucesso como uma unidade mecanicamente homogénea. Em primeiro lugar, os materiais que constituem um monobloco devem ter a capacidade de se ligarem forte e mutuamente uns aos outros, bem como às superfícies do substrato onde o monobloco se destina a reforçar. Em segundo lugar, estes materiais devem ter um módulo de elasticidade semelhante ao do substrato [96].

Muitas das limitações de adesão dos materiais à base de resina à dentina do canal radicular estão relacionadas com a contração da polimerização, uma vez que estes materiais sofrem uma contração volumétrica de 2 a 7%, dependendo do volume ocupado pelas partículas de carga [97-100] e do fator de configuração (Fator C), que é a relação entre as superfícies de resina ligadas e não ligadas [98]. Quanto maior for a percentagem de superfícies não ligadas, menor será a tensão exercida sobre as superfícies ligadas devido à contração da polimerização. As superfícies não ligadas permitem a deformação plástica ou o fluxo dentro da massa de resina durante a polimerização [98, 101]. A força de contração da polimerização excede frequentemente a força de ligação dos materiais adesivos à dentina, resultando na formação de fendas ao longo das superfícies com as ligações mais fracas [97, 98, 102].

Outra limitação da ligação à dentina é a deterioração da ligação da resina com o tempo. Este processo está bem documentado in vitro [78, 102] e in vivo [103, 104]. As forças de torção e flexão exercem pressão sobre a interface dentina/resina repetidamente durante a função e a parafunção. O stress repetido causa microfracturas e fissuras na resina [102]. A resina não polimerizada também contribui para a quebra da ligação [102]. Um dos factores mais importantes na força e estabilidade da ligação resina/dentina é a completa infiltração da resina na dentina desmineralizada. Se a resina não se infiltrar completamente, o movimento do fluido entre a camada híbrida e a dentina não afetada acelera a degradação da ligação [102, 105, 106].

Além disso, a utilização de materiais adesivos em profundidade no sistema de canais radiculares é um procedimento problemático. A aplicação uniforme de um primário ou adesivo no terço apical para uma ligação efectiva é difícil. Uma vez que o primer é aplicado, o transportador volátil deve ser evaporado. Isto também pode ser problemático no terço apical [107].

II.3. Métodos de ensaio da resistência da ligação:

Vários estudos investigaram a adesão de diferentes tipos de cimentos para canais radiculares à dentina radicular e ao GP [21, 108, 109]. Os testes de adesão ainda não foram padronizados, pois não houve consenso entre os pesquisadores quanto aos parâmetros de teste. Além disso, os resultados divergentes obtidos nos estudos e as dificuldades em testar materiais com grande plasticidade, como o GP e o Resilon, ou materiais com altos módulos de elasticidade, como os pinos radiculares, levaram ao desenvolvimento de diferentes metodologias para determinar a resistência de união dos cimentos endodônticos à dentina radicular [81, 109111].

Os testes de resistência de união tornaram-se um método popular para determinar a eficácia da adesão entre os materiais endodônticos e a estrutura dentária [112]. Uma variedade de métodos de teste de resistência de união tem sido usada; os mais comuns são os testes de resistência de união à tração e ao cisalhamento. Para o teste de tração, a ligação é quebrada por uma força perpendicular à interface entre o material e a superfície ligada. Este ensaio é sensível a pequenas alterações na amostra ou na distribuição da tensão durante a aplicação da carga [113, 114].

A resistência ao cisalhamento é definida como a tensão máxima que o material pode suportar antes de falhar num modo de carregamento de cisalhamento em que a força é aplicada paralelamente à interface entre o material e a superfície testada [115]. Os ensaios concebidos para medir a resistência ao cisalhamento incluem o ensaio de cisalhamento da interface plana e o ensaio de arrancamento.

A utilização do teste de resistência ao cisalhamento com espécimes planos de dentina intra-radicular permite avaliar a resistência de união de materiais com maior plasticidade, como a guta-percha. Outra vantagem da utilização de superfícies planas é a facilidade de padronização dos espécimes [28], o que permite comparar a resistência de união dos cimentos dos canais radiculares não só à dentina, mas também a outros materiais de obturação dos canais radiculares [111].

Relativamente ao teste de expulsão, o material a avaliar é colocado em orifícios cilíndricos perfurados no substrato do dente e a força necessária para deslocar o material de teste quando empurrado para fora dos orifícios é medida. Os cilindros de dentina do canal radicular utilizados no ensaio de expulsão são uma opção interessante para testar selantes de canais radiculares à base de resina e postes radiculares[109].

A resistência da ligação pode ser medida estaticamente utilizando uma configuração de macro ou micro-teste, dependendo basicamente da dimensão da área ligada. Uma área colada superior a 3 mm^2 pode ser medida num macro-teste de cisalhamento ou de tração, ou utilizando um protocolo de 'push-out' [116].

Foram efectuados vários estudos para avaliar a resistência de união de diferentes cimentos para canais radiculares à dentina radicular e a materiais de núcleo. **Gesi et al.** [117] compararam a resistência de união push out do Resilon/Epiphany e do GP/AH Plus, verificaram que a resistência interfacial do grupo Resilon era significativamente inferior à do grupo GP/AH Plus.

Ungor et al. [114] utilizaram a força de ligação push-out para avaliar a força de ligação do sistema de obturação endodôntica Epiphany-Resilon e compararam-na com diferentes pares de Epiphany, Resilon, AH Plus e GP. Os resultados mostraram que o GP/Epiphany tinha uma força de ligação significativamente maior do que os outros grupos; o GP/AH Plus tinha uma força de ligação significativamente maior do que o Resilon/AH Plus; o Resilon/Epiphany tinha uma força de ligação intermédia entre os outros grupos.

O teste Micropush-out foi utilizado por **Fisher et al.** [13] para comparar a resistência de união de vários materiais de obturação à dentina do canal radicular. Verificaram que o GP/AH Plus tinha uma resistência de união significativamente mais elevada. Os grupos de GP/Kerr EWT* e o sistema Active GP apresentaram uma resistência de união significativamente mais elevada em comparação com o sistema Resilon/Epiphany e ER.

O teste de push out foi utilizado para avaliar a resistência de união da interface dentina/selador com e sem núcleo principal dos sistemas GP/AH Plus, ER ou Resilon [118]. O selante AH Plus forneceu as maiores resistências de ligação push out do que os MRBS (ER e RS), que não foram significativamente diferentes uns dos outros. A força de ligação push-out foi muito maior quando todo o canal foi preenchido com selante em vez de selante mais cone principal

---

* SybronEndo, Orange [CA], EUA.

Rahimi et al. [119] avaliaram a ligação ao microcisalhamento do cimento à base de resina à dentina radicular e investigaram se os cimentos de cimentação se comportam de forma diferente em películas finas e espessas. Relataram que o AH Plus sealer mostrou uma maior resistência de ligação ao microcisalhamento do que o ER e o RS sealer. O RS sealer apresentou uma resistência de união ao microcisalhamento significativamente mais elevada do que o ER sealer. A resistência de união ao microcisalhamento foi significativamente maior para as amostras de película espessa do que para as de película fina.

Haragushiku et al. [120] Analisaram a interface e a força de ligação do cimento endodôntico à base de resina à dentina radicular através de microscopia eletrónica de varrimento e teste push-out. Os resultados do teste de push-out mostraram que o sistema GP/AH Plus foi significativamente maior do que os outros sistemas (GP/ER, Resilon/Epiphany SE, GP/ER + adesivo e Epiphany SE/Resilon + adesivo). Para além disso, não se registaram diferenças significativas entre os terços radiculares.

Carneiro et al. [121] compararam a resistência de união push-out de diferentes obturações de canais radiculares e verificaram que o GP/AH Plus e o GP/Sealer 26 tinham resistências de união significativamente mais elevadas do que os outros materiais e diferiam significativamente entre si. Resilon/Epiphany SE e GP/Epiphany SE foram associados com as menores resistências de ligação e não diferiram significativamente entre si.

Em 2013, **Patil et al.** [1] compararam as resistências de ligação dos sistemas de obturação GP/AH Plus, Resilon/Epiphany SE e ER à dentina intrarradicular, utilizando um desenho de teste push-out. Os resultados revelaram que as obturações radiculares GP/AH Plus apresentaram uma resistência de união significativamente mais elevada. Para além disso, o nível do segmento radicular não teve influência significativa na resistência de união.

Mahdi et al. [122] utilizaram o teste de micropush-out para comparar a resistência de união dos sistemas GP/AH Plus, ER e RS à dentina radicular. Não se registaram diferenças significativas entre os materiais testados.

Recentemente, **Sun et al.** [123] examinaram a força adesiva de dois MRBS auto-adesivos (MetaSEAL e RS SE) à dentina radicular e compararam-nos com RS e AH Plus em termos de propriedades. Os resultados mostraram que a ligação push-out do MetaSEAL foi significativamente maior do que os outros três grupos, e não houve diferenças significativas entre os grupos RS SE e AH Plus e entre os grupos RS SE e RS.

Na maioria dos estudos revistos, a preparação biomecânica é feita com instrumentação rotativa [122], e poucos estudos compararam a força de ligação push-out do GF com os outros sistemas. Assim, este estudo in-vitro foi efectuado para avaliar a resistência de união dos quatro sistemas de obturação à dentina do canal radicular preparada por instrumentação manual utilizando o teste de push-out em diferentes níveis do canal radicular.

Aim of the Work

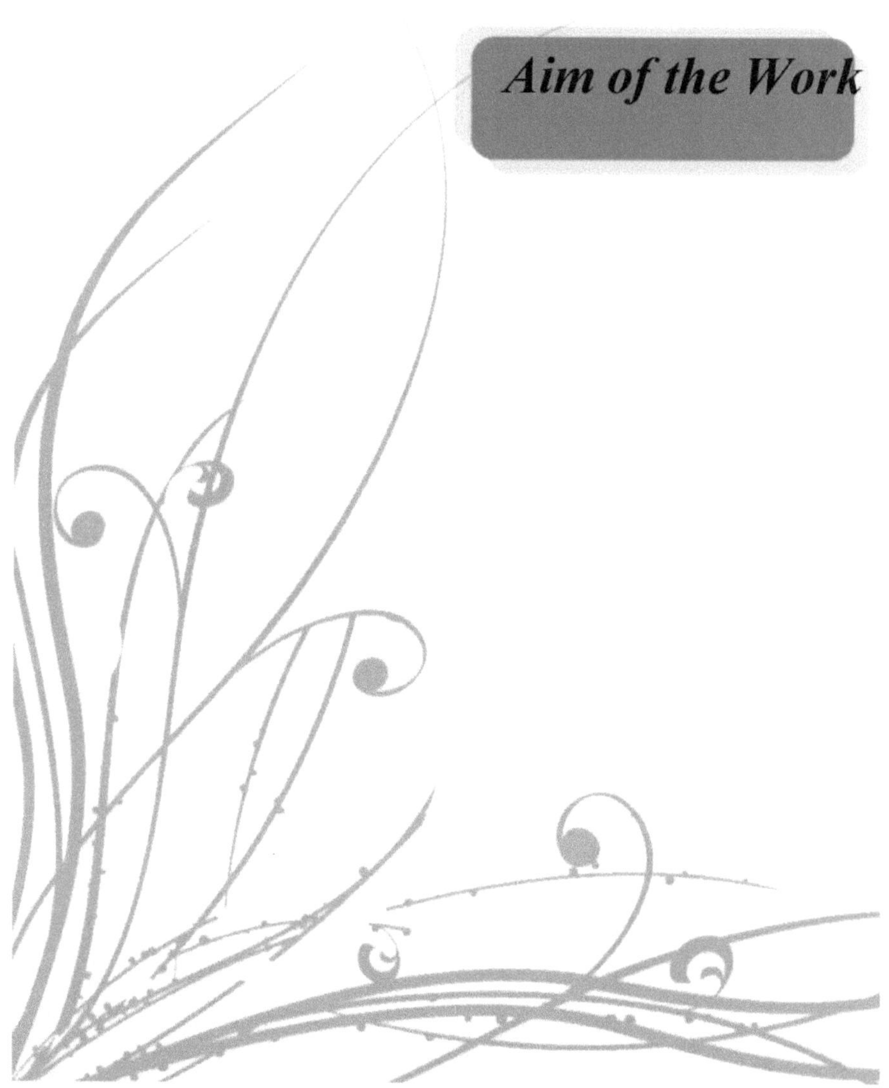

O objetivo deste estudo é avaliar a resistência de união de sistemas de obturação de canais radiculares recentemente desenvolvidos (cimento GP/AH Plus, sistema GF, sistema RS SE e sistema ER) à dentina do canal radicular utilizando o teste de push-out.

Material & Methods

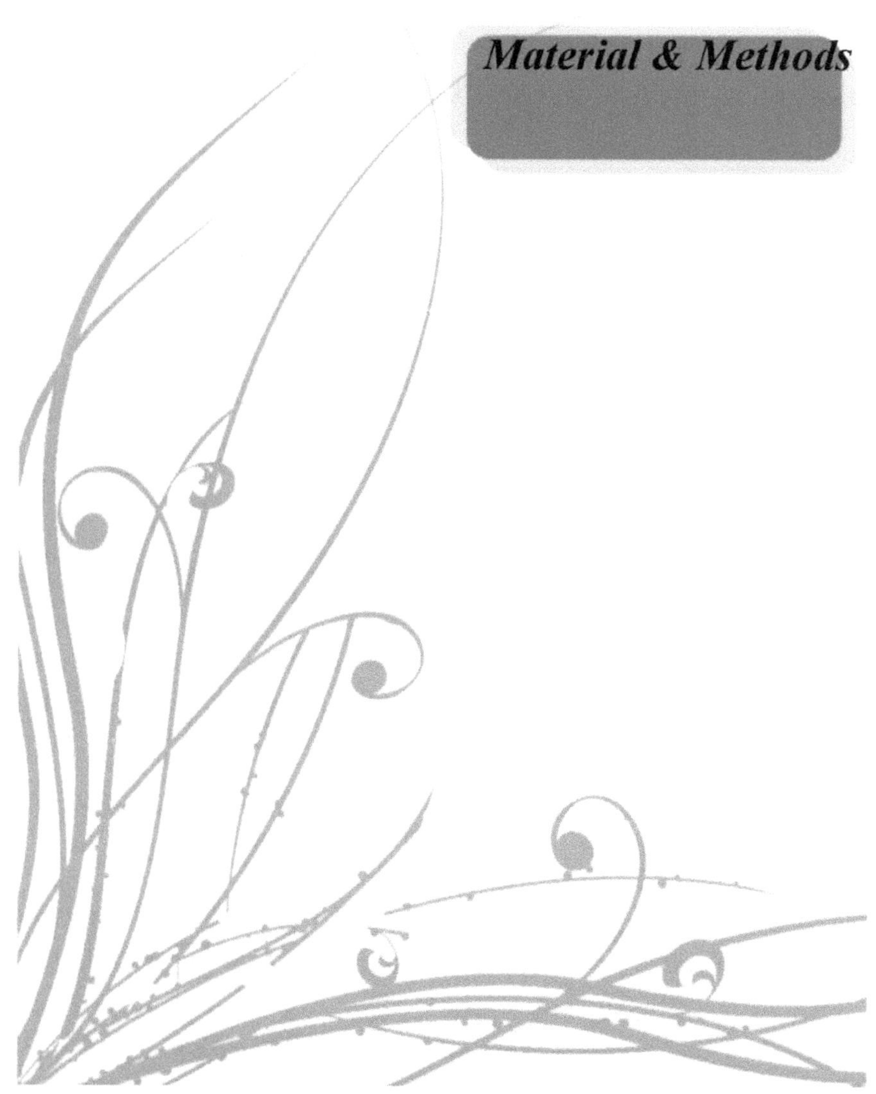

IV.1. Seleção dos dentes:

Oitenta dentes pré-molares inferiores humanos recém-extraídos com canais radiculares únicos, rectos, maduros e totalmente desenvolvidos e com dimensões anatomicamente semelhantes foram recolhidos da clínica ambulatória do Departamento de Cirurgia Oral da Faculdade de Medicina Dentária da Universidade de Tanta. Apenas os dentes com um ápice completamente formado foram selecionados, enquanto que as raízes com defeitos de reabsorção, fracturas ou ápices abertos foram excluídas.

Todos os dentes recolhidos foram limpos de tecidos moles e cálculos usando bisturis manuais, e depois lavados com água da torneira. Os dentes selecionados foram armazenados num frasco cheio de formalina natural tamponada a 10% à temperatura ambiente [124] para serem utilizados no máximo 3-6 meses após a extração.

IV.2. Instrumentação do canal radicular:

A coroa de cada dente foi removida com um disco de diamante de baixa velocidade† sob uma quantidade abundante de água (Fig. IV-1) para padronizar o comprimento da raiz [11, 125] de quase 16 mm ±1.

O comprimento de trabalho de cada canal radicular foi estabelecido utilizando uma lima K‡ tamanho 10, deixando a ponta do instrumento visível através do forame apical, e depois o instrumento foi retirado e o comprimento obtido foi registado como comprimento de trabalho após substrato de 1 mm [125-127].

---

* Dica, Dendia.USA.
** Dentsply Maillefer "Ballaigues" Suíça.

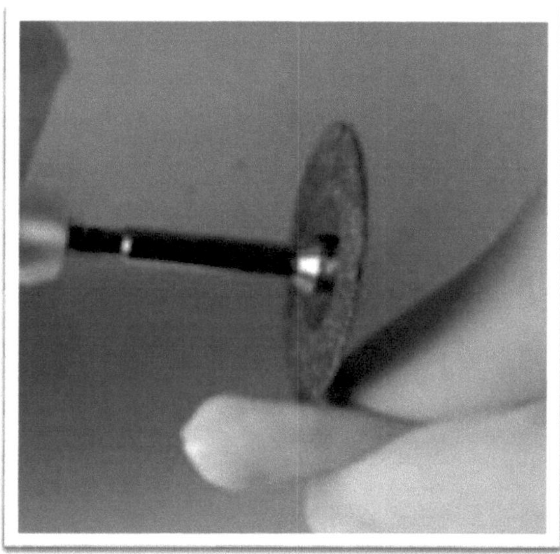

Figura IV-1.Remoção da coroa com disco de diamante de baixa velocidade.

Todos os canais radiculares foram preparados utilizando limas K manuais de aço inoxidável com conicidade de 0,02 com a técnica step back até à lima apical principal #40 [122].

A lima apical inicial #20 foi inserida até ao comprimento total de trabalho, rodada no sentido dos ponteiros do relógio cerca de 1/2 volta, retirada do canal, limpa em gaze esterilizada e depois reinserida no canal até atingir o comprimento total de trabalho e rodada 1/4 a 1/2 volta no sentido dos ponteiros do relógio enquanto se aplicava uma ligeira força na direção apical. Este movimento foi continuado até a lima atingir facilmente o comprimento de trabalho e já não cortar dentina nos 2 milímetros apicais do canal. A lima de tamanho seguinte #25 foi utilizada com os mesmos procedimentos. O passo anterior foi repetido até chegar à lima #40 que era a lima apical principal.

Uma vez concluída a preparação apical, foi iniciado o procedimento de step-back para criar uma conicidade gradual no canal, encurtando o comprimento de trabalho de cada lima sucessivamente maior em 1 mm. Uma lima K #45 foi ajustada para ser 1 mm mais curta do que o comprimento de trabalho, depois foi inserida no canal e foi efectuado um movimento de pushpull, este movimento de lima foi colocado alternadamente contra todas as paredes do canal circunferencialmente.

O step-back foi continuado para pelo menos 3 tamanhos sucessivos maiores do que o tamanho apical principal até #50 e #55, uma vez que cada lima era 1 mm mais curta do que a anterior. Após cada lima de step-back, foi feita a recapitulação com a lima apical principal para manter um canal patente e uma transição suave de um tamanho para a lima de tamanho superior seguinte.

Depois dos 4-5 mm apicais do canal terem sido limados à mão, os 2/3 coronais do canal foram completados com uma lima de aço inoxidável k-hand maior do que a última lima utilizada no passo para trás até #70, #80, que foram utilizadas para alargar o canal num movimento de limagem circunferencial [128].

Todos os canais foram irrigados com 3 ml de solução de hipoclorito de sódio (NaOCl) a 5,25%§ com uma agulha de calibre 27 após cada instrumento durante todos os passos da preparação [11]. A camada de smear layer foi removida após a instrumentação com 1 ml de EDTA 17%** que foi mantido no canal durante 1 min [11]. Finalmente, os canais radiculares foram lavados com 3 mL de água destilada após a conclusão da preparação [127]. Todos os canais foram então secos com pontas de papel†† para estarem prontos para a obturação.

Todas as raízes foram divididas aleatoriamente em quatro grupos, de acordo

* Clorox Co., 10 de Ramadão, Egito.
** Prevest Denpro, Digiana, Jammu - Índia.
*Ballaigues, Suíça "Maillefer Dentsply.

com os sistemas de obturação (20 dentes cada). A composição química e o fabrico dos diferentes materiais de obturação do canal radicular e dos selantes estão listados na (Tabela IV-1).

IV.3. Obturação do canal radicular:

Grupo I:

Os canais radiculares deste grupo (n=20) foram preenchidos com a técnica de condensação lateral a frio utilizando GP e AH Plus sealer (Fig. IV-2). Um cone mestre padronizado do GP‡‡ #40 foi equipado com um tug-back no comprimento de trabalho. Os componentes A e B do AH Plus foram misturados homogeneamente na almofada de mistura incluída, de acordo com as instruções do fabricante, e depois foram aplicados na parede do canal radicular utilizando uma lima tipo K #40 com uma rotação no sentido contrário ao dos ponteiros do relógio.

**Meta biomed, Horsham, EUA.

Tabela IV-1: Materiais utilizados na obturação de canais radiculares.

Material	Composition	Manufacture
AH Plus	• Paste A (epoxide paste) consists of two epoxy resins, calcium tungstate and zirconium dioxide. • Paste B (amine paste) also contains calcium tungstate, zirconium oxide plus silicon dioxide.	Dentsply Maillefer, Ballaigues, Switzerland.
Gutta-Percha points	Gutta-Percha, zinc oxide, barium sulfate, coloring agent.	Meta biomed, Horsham, USA
GuttaFlow	Gutta-percha powder، Polydimethylsiloxane، Silicon oil, paraffin oil، Platinum catalyst, Zirconium Dioxide, nano silver.	Colten/whaledent، GmbH, Langenau Germany.
EndoREZ	Zinc oxide, barium sulfate, resins, and pigments in a matrix of urethane dimethacrylate.	Ultardent Products Inc, South Jordan, UT
RealSeal	Polymers of polyester with unique fillers and radiopacifiers in a soft resin matrix.	SybronEndo, Orange [CA], US.

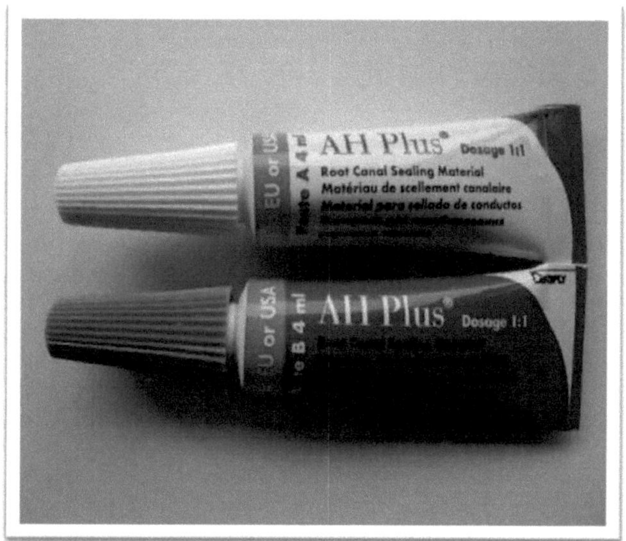

Figura IV-2. Selante AH Plus.

O cone principal foi introduzido lentamente no canal radicular até ser atingido o comprimento de trabalho. A compactação lateral foi efectuada utilizando expansores de dedo normalizados§§ #25 e foram utilizados cones GP acessórios #25.

O procedimento foi repetido até à obturação endodôntica completa e o espátula não conseguiu penetrar mais de 3 mm no canal, o excesso de guta-percha foi removido com um instrumento quente.

Grupo II:

Os canais radiculares deste grupo (n=20) foram obturados com GF (Fig. IV-3) seguindo as instruções do fabricante.

O ponto de partida da profundidade de obturação GF foi estabelecido 3 mm

§§ Dentsply Maillefer, Ballaigues, Suíça.

antes do comprimento de trabalho, ajustando o endo-stop na ponta descartável do canal que foi fornecida no kit GF.

A cápsula GF foi activada comprimindo a tampa sobre a cápsula e, em seguida, a tampa foi removida e o pino de ativação verde foi empurrado para dentro da cápsula até que apenas a cabeça fosse visível. A cápsula GF foi então misturada durante 30 segundos num amalgamador*** .

O pino de ativação verde foi então removido da cápsula (Fig. IV-4) e a ponta do canal pré-ajustada com endo-stop foi torcida na cápsula GF, depois a cápsula GF foi inserida no dispensador (Fig. IV-5).

Foi distribuída uma pequena quantidade de material numa almofada de mistura. A cor do GF foi comparada com a escala de cores do fabricante para garantir que o material foi misturado corretamente.

A ponta foi inserida no canal radicular até à profundidade de obturação do endo-stop predefinido, e o material foi dispensado até se poder ver o seu movimento para cima num canal à volta da ponta.

A ponta foi removida do canal e foi dispensada uma pequena quantidade de GF numa almofada de mistura. A ponta principal foi revestida com a mistura dispensada e foi inserida lentamente no canal. A ponta principal foi então suavemente puxada e torcida para trás e para a frente duas vezes para assegurar a humidificação completa da ponta e da parede do canal. E a ponta principal foi selada permanentemente na parte apical do canal radicular.

Pressionando lateralmente o cone master GP, a ponta do dispositivo foi novamente inserida no canal para selar o espaço de preenchimento e o material em excesso foi removido com uma escavadora.

*** Gnatus Abraão Assed, SP, Brasil Rodovia.

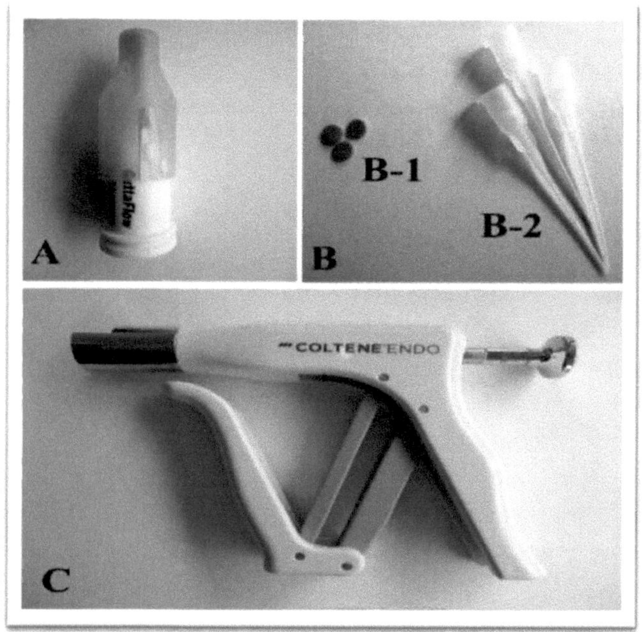

Figura IV-3. Sistema GF. A) Cápsula de FG, B), B-1) Endo-stops, B-2) Pontas de canal, C) Dispensador de FG.

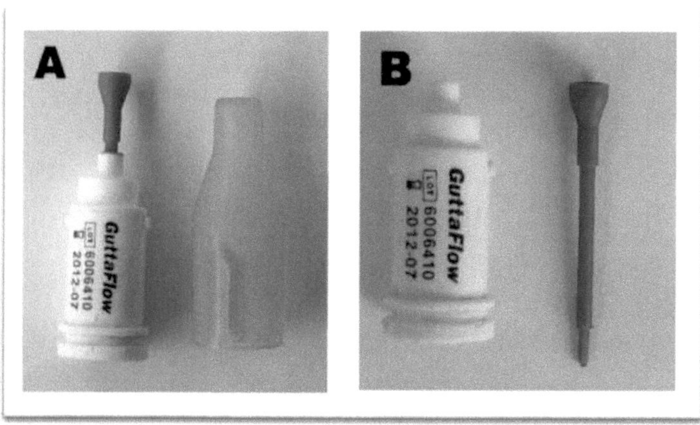

Figura IV-4. Remoção da tampa do GF e do pino de ativação verde. A) Remoção da tampa, B) Remoção do pino de ativação verde.

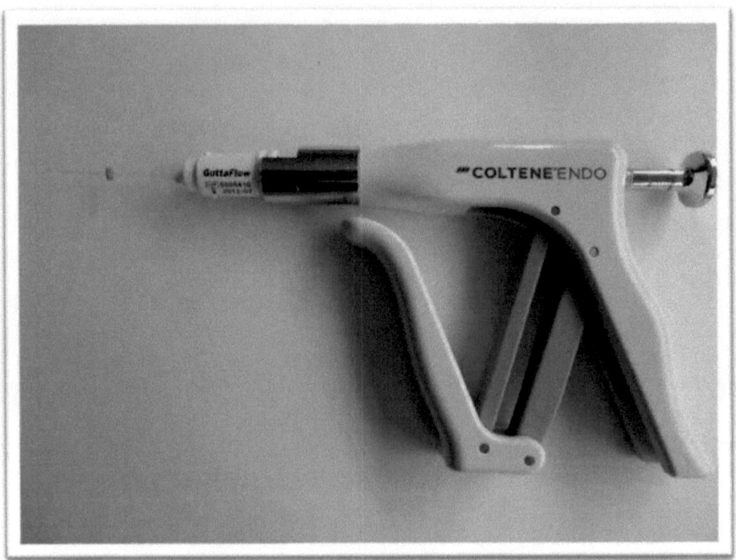

Figura IV-5. Dispensador carregado com uma cápsula de GF.

De seguida, foi aplicada uma força vertical com um obturador manual com um diâmetro de ponta de 0,8 mm para compactar a obturação do canal radicular na porção coronal.

Grupo III:

Os canais radiculares deste grupo (n=20) foram obturados com o sistema de obturação RS SE (Fig. IV-6) seguindo as instruções do fabricante.

O selante do canal radicular RS SE foi dispensado num bloco de mistura e aplicado na parede do canal utilizando o cone mestre #40 revestido com selante. O canal foi preenchido com pontos RS usando a técnica de condensação lateral como no Grupo I. A superfície coronal da obturação foi fotopolimerizada durante 40 segundos para criar um selamento coronal imediato.

Grupo IV:

Os canais radiculares deste grupo (n=20) foram obturados com o sistema de obturação ER (Fig. IV-7) seguindo as instruções do fabricante.

A tampa do ER foi retirada da seringa de duplo cano rodando-a no sentido contrário ao dos ponteiros do relógio e a ponta misturadora foi ligada à seringa de duplo cano alinhando as hastes internas da tampa com os orifícios da seringa. Em seguida, retirou-se a tampa pequena da ponta misturadora e exprimiu-se uma pequena quantidade de ER na almofada para verificar o fluxo.

A NaviTip de comprimento adequado foi fixada firmemente à seringa Skini. A ponta misturadora foi inserida na extremidade posterior da seringa Skini e foi dispensado ER suficiente para encher toda a seringa. O êmbolo foi então inserido e o ar foi expelido até o material começar a fluir da NaviTip (Fig. IV-8). A NaviTip foi então inserida no canal até 2-4 mm antes do ápice. O ER foi aplicado com uma ligeira pressão no canal enquanto se retirava a ponta até o espaço do canal estar preenchido.

O cone principal foi inserido lentamente e assente até ao comprimento de trabalho, e foram utilizados cones acessórios para preencher o espaço conforme necessário. O ER foi fotopolimerizado durante 40 segundos e os cones em excesso foram aparados com um instrumento muito quente.

Foram tiradas radiografias dos espécimes para confirmar a qualidade das obturações dos canais radiculares (Fig. IV-9), depois o excesso de materiais de obturação foi removido de todas as raízes obturadas e a entrada do canal foi selada com um material de obturação temporário de secagem rápida [121].

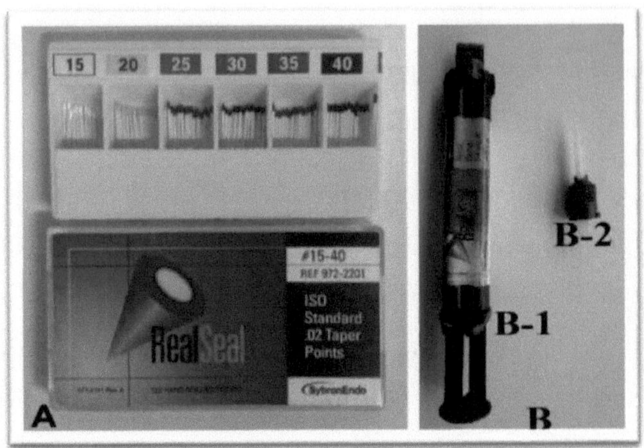

Figura IV-6. Sistema RealSeal SE: A) Pontos RealSeal B) B-1) Seringa de selante de canal radicular RealSeal SE, B-2) Ponta de mistura RealSeal SE.

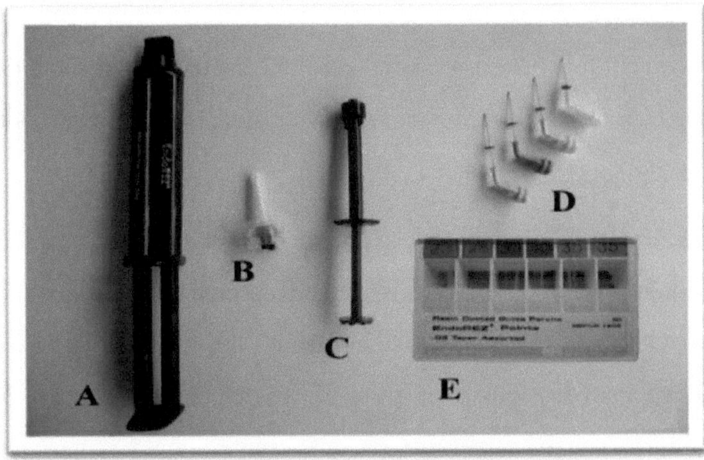

Figura IV-7. Sistema EndoREZ: A) Seringa de cano duplo EndoREZ, B) Ponta misturadora EndoREZ, C) Seringa Skini, D) NaviTips 'E) Pontas EndoREZ.

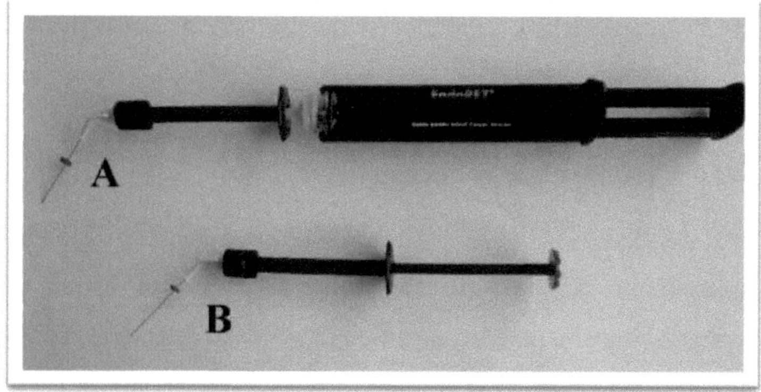

Figura IV-8. Carregamento da seringa Skini. A) Inserção da ponta misturadora na extremidade posterior da seringa Skini, B) Seringa Skini com NaviTips.

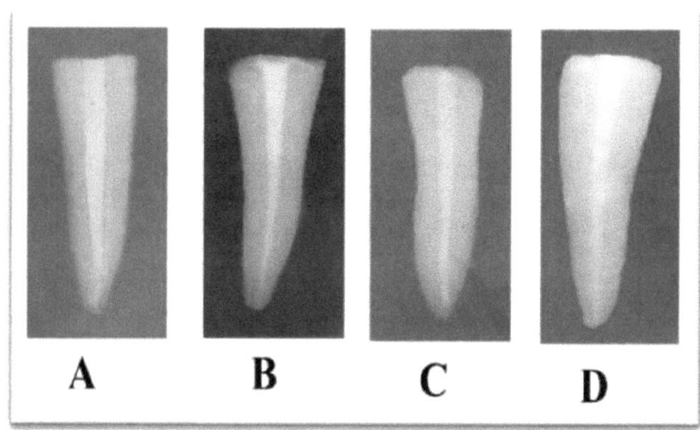

Figura IV-9. Qualidade das obturações dos canais radiculares: A) GP/AH Plus, B) GF, C) RS), D) ER .

As raízes de todos os grupos foram mantidas húmidas, mantendo-as numa gaze humedecida com solução salina estéril [129], e foram incubadas durante 7 dias a 37°C com 100% de humidade [129-131].

IV.4. Ensaio de resistência à tração:

IV.4.I. Preparação das amostras:

a) Fabrico de blocos de acrílico:

As raízes foram posicionadas verticalmente e centradas em blocos de resina acrílica transparente curada a frio††† [131]. Estes blocos foram fabricados utilizando uma seringa de plástico de 5 ml como molde, a superfície coronal das raízes foi estabilizada (fixada) numa placa de vidro utilizando uma cera pegajosa para facilitar a sua centralização no bloco sem qualquer inclinação para qualquer direção (Fig. IV10). Cada amostra foi deixada para assegurar a fixação completa da resina acrílica.

b) Preparação das fatias de raízes:

Cada raiz foi seccionada horizontalmente utilizando um disco de diamante circular a baixa velocidade com água de arrefecimento fresca constante. A secção foi efectuada num plano horizontal perpendicular ao longo eixo do canal principal. Foram obtidas três secções de 2 mm de espessura a 3, 7 e 11 mm do ápice para representar o terço apical, médio e coronal, respetivamente [132] (Fig. IV-11).

A superfície coronal de cada secção foi codificada e a espessura exacta de cada fatia foi medida com um paquímetro digital [1, 130]. Ambos os aspectos coronais e apicais dos espécimes foram cuidadosamente examinados para selecionar apenas secções de raiz com um canal de forma circular com uma camada de selante uniforme e ausência de vazios [133]. Qualquer amostra contendo material de preenchimento não circular foi descartada [1] e substituída por outra. O diâmetro do canal em cada aspeto foi calculado usando um

---

* Acrostone Co., zona industrial, 15 quilómetros a noroeste do Cairo, Egito.

paquímetro digital.

IV.4.2. Avaliação da resistência da ligação por compressão:

Cada espécime foi cuidadosamente posicionado num dispositivo de carga feito à medida, que consiste em 2 partes, uma superior e outra inferior. A parte superior foi concebida de modo a encaixar com precisão na parte inferior. A parte superior é a parte de suporte do espécime, e é um disco metálico com uma cavidade central (diâmetro "10" mm, profundidade "2mm) para o alojamento do espécime, contendo um orifício central (diâmetro "2" mm) para facilitar a extrusão do material de enchimento após a descolagem, este disco tem 2 hastes verticais laterais (altura "15" mm) utilizadas como guia para o mandril de suporte do êmbolo da máquina de ensaio universal. A parte inferior é a parte de suporte, e é um disco metálico com uma cavidade central (diâmetro "25" mm, profundidade "10" mm), contendo um orifício central (diâmetro "6" mm) para receber o material de enchimento deslocado (Fig. IV-12).

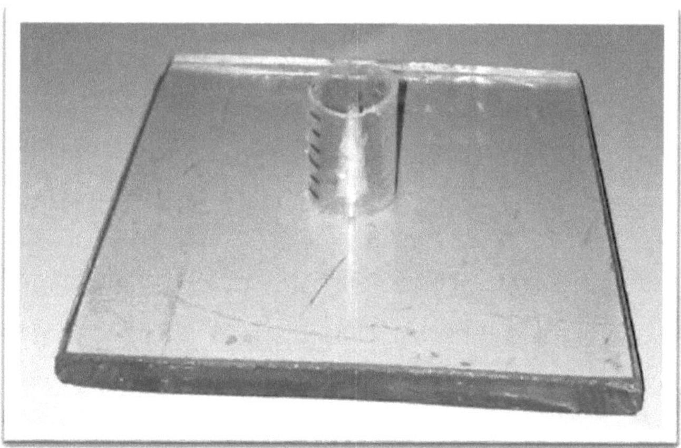

Figura IV-10. Fabrico de blocos de acrílico.

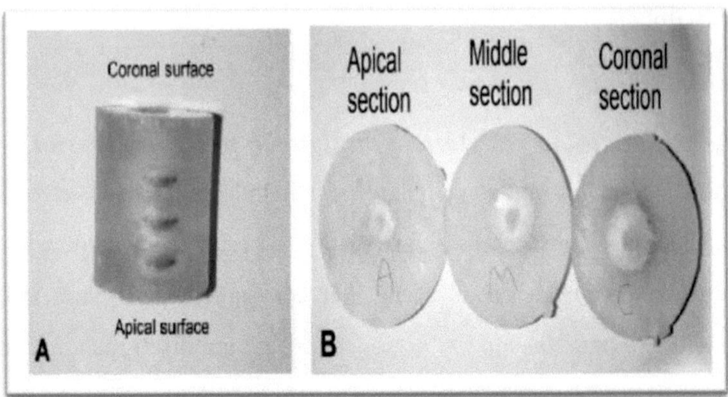

Figura IV-11. Preparação de fatias de raiz: A) Canal radicular dentro do bloco de acrílico, B) Amostras de secções fotografadas digitalmente.

Após a montagem no dispositivo de carga, o ensaio de arrancamento foi efectuado utilizando uma máquina de ensaio universal [1, 130], em que cada amostra foi sujeita a uma carga de compressão através de uma máquina de ensaio de materiais controlada por computador‡‡‡ com uma célula de carga de 5 kN. Os dados foram registados utilizando o software§§§ .

Foi aplicada uma carga a uma velocidade da cruzeta de 0,5 mm/min. por 3 êmbolos de diferentes tamanhos (1 mm, 0,7 mm e 0,5 mm) para as secções coronal, média e apical, respetivamente, numa direção apical-coronal devido à convergência das secções do canal radicular. O diâmetro selecionado do êmbolo foi posicionado de modo a que este apenas entre em contacto com a obturação para a deslocar para baixo. Assim, foi garantido que a dentina radicular sobreposta era suficientemente suportada durante o processo de carga (Fig. IV-13).

A resistência da ligação por arrancamento foi calculada utilizando a seguinte

---

*Modelo LRX-plus; Lloyd Instruments Ltd., Fareham, Reino Unido.
**Nexygen-MT; Lloyd Instruments Ltd., Fareham, Reino Unido.

fórmula:

Resistência da ligação por compressão (MPa) = Carga máxima (N) / Área de aderência (mm2)

A área de aderência foi calculada utilizando a seguinte fórmula [134]:

$$\pi \ (r_1 + r_2) \left[\sqrt{(r_1 - r_2)^2 + h^2} \right]$$

em que π = 3,14, r_1 é o raio coronal, r_2 é o raio apical e h é a espessura do corte.

IV.5. Análise estatística:

Os dados foram recolhidos e calculados a média e o desvio padrão (DP) da força de ligação para cada grupo. A análise estatística foi efectuada através de uma análise de variância (ANOVA) unidirecional com um nível de confiança de 95%**** . Sempre que se registou uma diferença estatisticamente significativa entre os diferentes grupos testados ou entre as secções dos canais radiculares, foi realizado o teste post hoc de Tukey-Kramer para efetuar comparações entre cada um dos dois grupos ou secções com diferenças significativas.

****SPSS inc. Chicago, EUA.

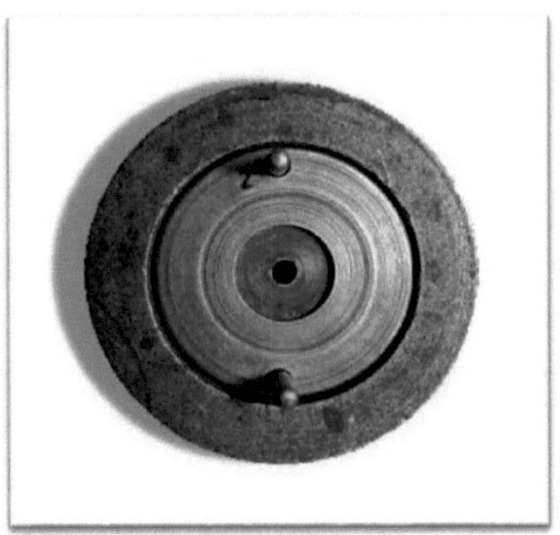

Figura. IV-12. Dispositivo de carga; A. Parte superior, B. Parte inferior.

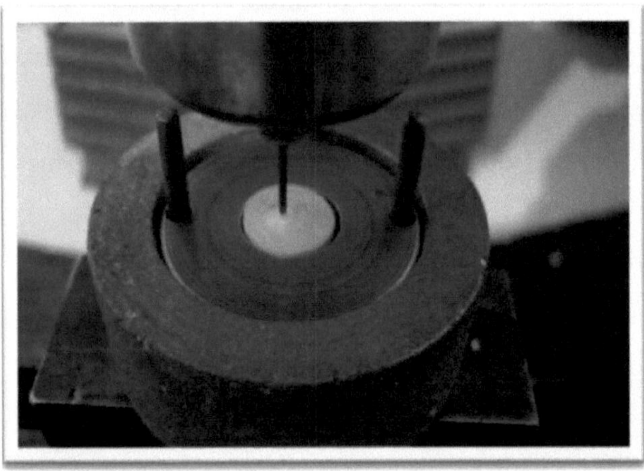

Figura IV-13. Espécime de raiz num suporte de carga feito à medida com o aspeto apical virado para a ponta de punção da máquina de ensaios universal .

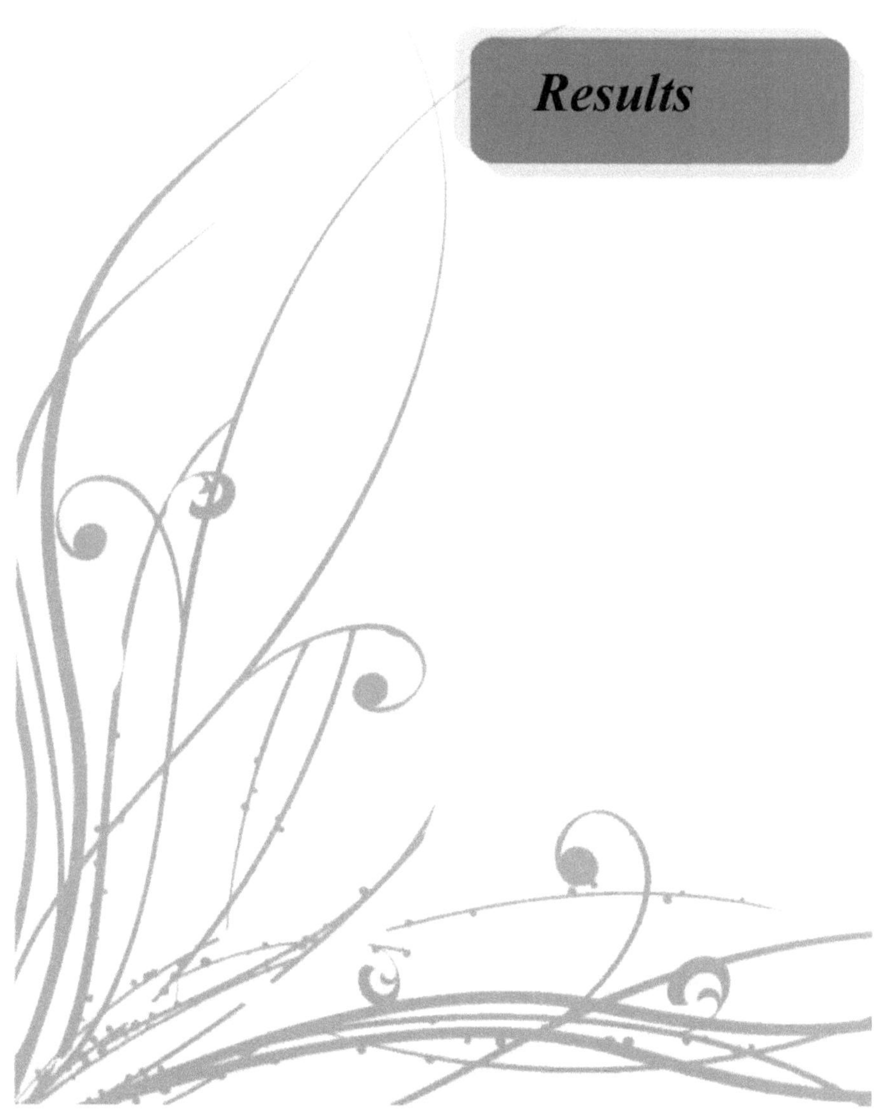

Results

A média, o desvio padrão e a análise estatística para a resistência de união push-out dos canais radiculares obturados com quatro sistemas de obturação testados (GP/AH Plus, sistema GF, sistemas RS SE e sistema ER), medidos nos três níveis dos canais radiculares (apical, médio e coronal), foram apresentados na Tabela V-1, Tabela V-2 e Figura V-1.

V.1. Resistência da ligação por arrancamento em cada nível de raiz.

Coronalmente, a média mais baixa de resistência de união push-out foi registada no grupo ER ($0,302 \pm 0,500$), seguido do grupo GF ($0,79 \pm 0,641$) e do grupo RS SE ($2,728 \pm 0,579$), enquanto a média mais elevada de resistência de união push-out foi registada no grupo GP/AH Plus ($3,957 \pm 1,334$).

O teste ANOVA de uma via revelou uma diferença estatisticamente significativa para a força de ligação push-out entre todos os grupos testados ($p<0,001$) (Tabela V-1). Consequentemente, foi realizado o teste post hoc de Tukey-Kramer, que resultou em diferenças estatisticamente significativas entre todos os grupos testados ($p<0,001$), exceto entre o GF (grupo II) e o ER (grupo IV) ($p= 0,383$) (Quadro V-2).

Tabela V-1. Média ± DP e valor de p para a resistência da ligação push-out em MPa ao nível da raiz para os grupos testados.

Group \\ Root levels	Group I Mean ± SD	Group II Mean ± SD	Group III Mean ± SD	Group IV Mean ± SD	p-value
Coronal	3.957 ± 1.334	0.79 ± 0.641	2.728 ± 0.579	0.302 ± 0.500	<0.001*
Middle	3.733 ± 1.446	0.904 ± 1.248	1.823 ± 0.358	0.406 ± 0.664	<0.001*
apical	4.623 ± 2.399	0.298 ± 0.273	1.97 ± 0.751	0.391 ± 0.387	<0.001*
p-value	0.405	0.115	<0.001*	0.843	

* **Diferença significativa.**

Tabela V-2. Comparações de Tukey-Kramer para grupos significativos em cada nível.

Pairs of group \\ Root levels	I/II	I/III	I/IV	II/III	II/IV	III/IV
Coronal	<0.001*	<0.001*	<0.001*	<0.001*	0.383	<0.001*
Middle	<0.001*	<0.001*	<0.001*	0.076	0.542	0.002*
apical	<0.001*	<0.001*	<0.001*	0.002*	0.997	0.004*

* **Diferença significativa.**

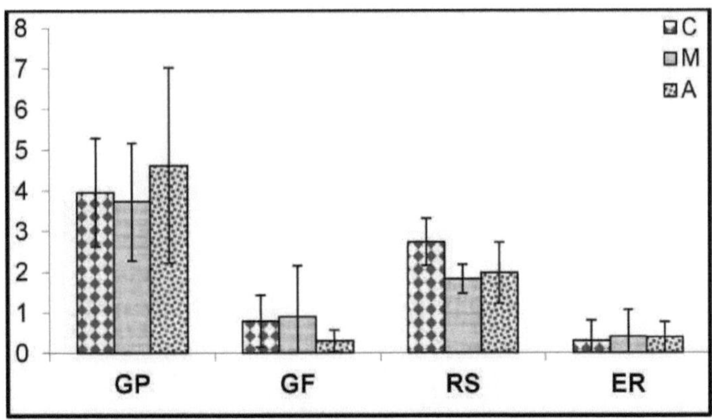

Figura V-1. Média e DP da força de ligação push-out para os sistemas de obturação testados nos três níveis de secção.

Foram obtidos resultados semelhantes para a secção intermédia. As médias da força de ligação push-out foram classificadas de forma ascendente como 0,406 ± 0,664, 0,904 ± 1,248, 1,823 ± 0,358 e 3,733 ± 1,446, para os grupos IV, II, III e I, respetivamente, com uma diferença estatisticamente significativa entre todos os grupos testados (p<0.001) (Tabela V-1), as comparações pareadas de Tukey-Kramer resultaram em diferenças estatisticamente significativas entre o grupo GP/AH Plus e outros grupos testados (P<0,001), e entre os grupos RS SE e ER (P=0,002). No entanto, não houve diferenças estatisticamente significativas entre os grupos GF e RS SE, e entre os grupos GF e ER, (p=0,076, 0,542 respetivamente) (Tabela V-2).

Para a secção apical da raiz, a média mais baixa de resistência de união push-out foi registada no grupo GF (0,298 ± 0,273), e a média mais alta foi observada no grupo GP/AH Plus (4,623 ± 2,399), seguido pelos grupos RS SE e ER que registaram 1,97 ± 0,751 e 0,391 ± 0,387, respetivamente.

Houve uma diferença estatisticamente significativa para a força de ligação push- out entre todos os grupos neste nível (p<0,001) (Tabela V-1). As comparações entre pares revelaram diferenças com significado estatístico entre todos os pares dos grupos testados (p<0,05), exceto entre os grupos GF e ER (p= 0,997) (Tabela V-2).

V.2. Resistência da ligação à tração para cada grupo.

No grupo I (GP/AH Plus), a média mais baixa de resistência de união push-out foi registada no nível médio ($3,733 \pm 1,446$) e a média mais alta de resistência de união push-out foi obtida no nível apical ($4,623 \pm 2,399$). No entanto, não houve diferença estatisticamente significativa para a resistência da ligação push-out entre os níveis testados do canal radicular quando o GP/AH Plus foi utilizado (p=0,405) (Tabela V-1).

Relativamente ao Grupo II (sistema GF), a média da resistência de união push-out foi classificada de forma ascendente em $0,298 \pm 0,273$, $0,79 \pm 0,641$ e $0,904 \pm 1,248$ para as secções apical, coronal e média, respetivamente. O teste ANOVA revelou que não houve diferença estatística significativa entre os níveis testados (p=0,115) (Tabela V-1).

Quando o Grupo III utilizando sistemas de obturação RS SE foi considerado, a média mais baixa de resistência de união push-out foi registada no nível médio ($1,823 \pm 0,358$) seguido pelo nível apical ($1,97 \pm 0,751$) e nível coronal ($2,728 \pm 0,579$) com uma diferença estatisticamente significativa entre os níveis testados (p<0.001) (Tabela V-1). Portanto, o teste post hoc de Tukey-Kramer foi realizado para comparar cada um dos dois níveis e resultou em diferenças estatisticamente significativas entre o nível coronal e os níveis médio e apical (p<0,001), e nenhuma diferença significativa foi registrada entre o terço médio e o apical (p=0,772).

Relativamente ao Grupo VI (sistema ER), a menor média de resistência de união push-out foi registada ao nível coronal (0,302 ± 0,500) e a maior média de resistência de união push-out foi registada ao nível médio (0,406 ± 0,664). No entanto, não houve diferença estatisticamente significativa para a resistência de união por push-out entre os níveis testados (p=0,843) (Tabela V-1).

V.3. Resistência da ligação por arrancamento independentemente dos níveis de raiz.

A média mais baixa da força de ligação push-out foi registada para o grupo ER (0,366 ± 0,519), enquanto a média mais alta da força de ligação push-out foi registada para o grupo GP/AH Plus (4,089 ± 1,759), seguido pelo grupo RS SE (2,174 ± 0,698) e pelo grupo GF (0,664 ± 0,849) (Tabela V-3, Fig. V-2).

A ANOVA de uma via demonstrou uma diferença estatisticamente significativa para a força de ligação push-out entre os grupos testados, registando p<0,001. A comparação de Tukey revelou diferenças estatisticamente significativas entre todos os grupos testados (p<0,001), exceto entre os grupos GF e ER (p=0,536).

Tabela V-3. Resistência média ± SD da ligação push-out e valor p para diferentes sistemas de obturação do canal radicular, independentemente dos níveis radiculares, em MPa.

Groups	Range	Mean ± SD	p-value
Group I	0.947 - 8.180	4.089 ± 1.759	
Group II	0.005 - 4.137	0.664 ± 0.849	<0.001*
Group III	0.984 - 3.595	2.174 ± 0.698	
Group IV	0.021 - 2.343	0.366 ± 0.519	

*** Diferença significativa.**

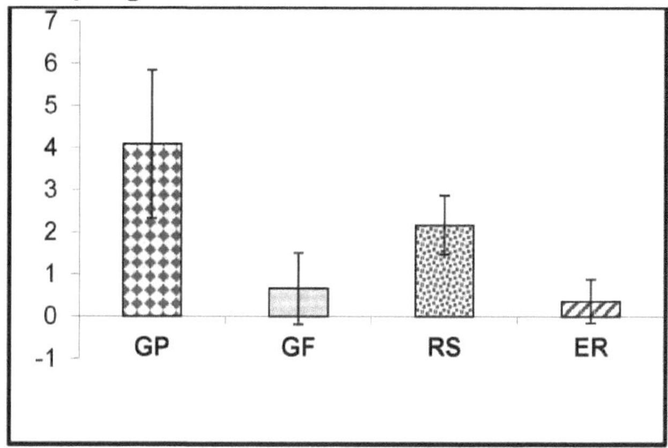

Figura V-2. Média e DP da força de ligação push-out para os grupos testados independentemente dos níveis de raiz.

V.4. Resistência de união push-out para níveis radiculares independentemente dos materiais de obturação.

A média mais baixa de resistência da ligação push-out foi registada no nível médio (1,682 ± 1,607) e a mais alta foi registada coronalmente (1,944 ± 1,694) sem diferença estatística significativa entre os níveis testados (p=0,697) (Tabela V-4, Fig.V-3).

Tabela V-4. Resistência média ± SD da ligação push-out e valor p para os níveis do canal radicular, independentemente dos materiais de obturação utilizados, em MPa.

Groups	Range	Mean ± SD	ANOVA
Coronal	0.044 - 7.919	1.944 ± 1.694	
Middle	0.005 - 6.674	1.682 ± 1.607	0.697
Apical	0.048 - 8.180	1.724 ± 2.083	

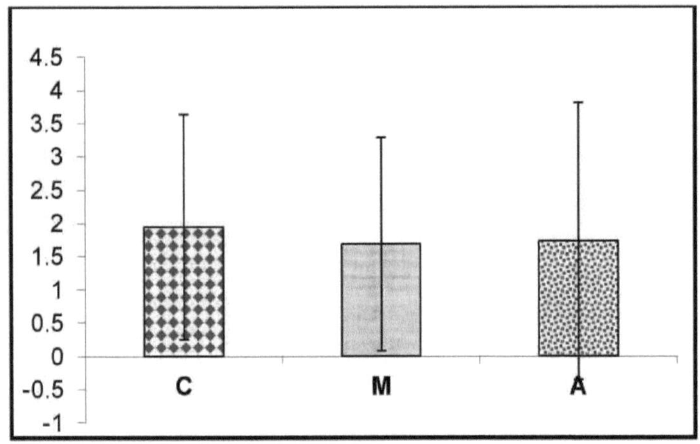

Figura V-3. Média e DP da força de ligação push-out para os níveis radiculares testados, independentemente dos materiais de obturação.

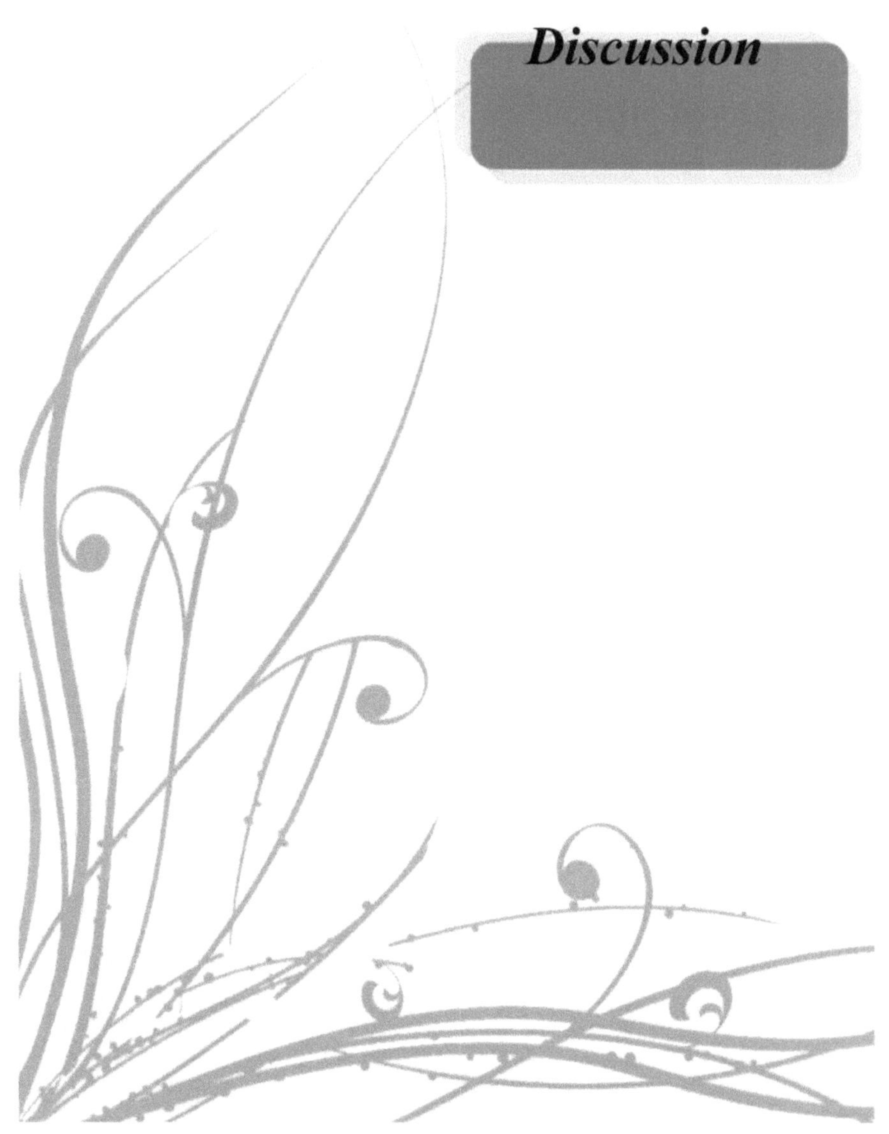
Discussion

Este estudo in-vitro foi efectuado para comparar a força de ligação push-out de diferentes sistemas de obturação de canais radiculares. O uso de dentes humanos extraídos neste estudo in-vitro introduziu variabilidade que pode não ser encontrada em canais sintéticos, como blocos de plástico, e simulou mais de perto as situações clínicas. Os dentes foram recolhidos num frasco cheio de formalina a 10%, de acordo com Titley et al. [135], que relataram que o armazenamento de dentes por congelação, ou em meios como formalina neutra tamponada, cloramina e água destilada, não afectou significativamente a resistência ao cisalhamento da resina à dentina. Além disso, a esterilização apenas com formalina a 10% não teve efeito significativo na resistência de união; por isso, recomendou-se a utilização de formalina a 10% como meio de armazenamento para estudos in vitro [136].

Foram efectuadas várias tentativas para assegurar a padronização dos grupos experimentais neste estudo. Foram selecionados pré-molares inferiores humanos recém-extraídos com diâmetros apicais aproximadamente semelhantes (tamanho # 20) e comprimento de raiz semelhante (16 ± 1 mm) e secção transversal do canal arredondado.

Recentemente, o conceito de adesão em endodontia tem sido amplamente utilizado. Por conseguinte, neste estudo foram testados quatro sistemas de obturação do canal radicular, três dos quais pertencem a materiais à base de resina com uma capacidade de ligação à dentina do canal radicular e conseguem uma penetração extensiva da resina nos túbulos dentinários. No entanto, sofrem retração de polimerização que pode afetar a qualidade da ligação à dentina e ao material do núcleo [133]. O quarto sistema testado pertence a um material à base de silicone (GF) que tem a capacidade de expandir 0,2% após a presa [67].

Na maioria dos estudos revisados, a preparação biomecânica é feita com instrumentação rotatória, porque é mais fácil de executar e fornece uma padronização mais adequada dos canais radiculares. Neste estudo, a técnica de instrumentação manual foi utilizada porque ainda é amplamente utilizada em todo o mundo [122].

Kouvas et al. e Kennedy et al. [76, 77] relataram que a smear layer tem um efeito negativo no selamento do canal radicular, porque esta camada composta de material orgânico e inorgânico adere facilmente ao material de selamento e à interface da parede do canal radicular, reduzindo a adesão dos cimentos. Assim, a remoção da smear layer tem demonstrado aumentar a resistência de união à dentina e reduzir a microinfiltração para a maioria dos cimentos, aumentando a penetração do cimento nos túbulos dentinários e a sua ligação mecânica às paredes do canal. Por isso, foi necessário remover esta camada.

Baumgartner e Mader [137] mostraram que a utilização alternada de EDTA e NaOCL é um método eficaz para a remoção da smear layer. Assim, neste estudo, foram utilizados 3 ml de NaOCL a 5,25% e 1 ml de EDTA a 17% com um tempo de contacto de 1 minuto. Isto foi recomendado por Calt e Serper [138], que descobriram que o EDTA, quando aplicado durante mais de 1 minuto, causava efeitos erosivos dentinários excessivos.

O NaOCl tem um efeito negativo na resistência de união ao cisalhamento dos selantes à base de resina à dentina [139, 140] porque é um forte agente oxidante. Deixa uma camada rica em oxigénio na superfície da dentina que resulta na redução da força de adesão e no aumento da microinfiltração [19]. Assim, 3 mL de água destilada foram utilizados neste estudo como irrigante final após a conclusão da preparação para lavar o canal após o NaOCl.

A técnica de obturação por condensação lateral é amplamente aceite pelos seus excelentes resultados a longo prazo, previsibilidade, colocação controlada e relativa facilidade de utilização [141]. Tem sido utilizada como padrão para a comparação da capacidade de selamento de novas técnicas ou materiais de obturação [142]. A compactação lateral foi associada a maiores resistências de ligação dos materiais à dentina intrarradicular do que uma técnica híbrida que utiliza a compactação termomecânica [121]. Assim, os canais radiculares foram obturados pela técnica de condensação lateral no presente estudo, para além da injeção a frio de GF que tem um fluxo aceitável à temperatura ambiente [67].

O teste de resistência de união push-out foi utilizado neste estudo porque é fácil de reproduzir, de interpretar e regista, mesmo em níveis baixos, a resistência de união à dentina [29].

Foram relatadas muitas vantagens deste método, incluindo a possibilidade de colocar o selante em contacto direto com as paredes da dentina intracanal, em vez de uma superfície de dentina coronal plana, que apresenta um padrão diferente de disposição dos túbulos. Além disso, quando o espécime é preenchido com o cimento, o material adapta-se à forma do canal e penetra nos túbulos dentinários, promovendo uma retenção mecânica semelhante à das condições clínicas [143].

No entanto, o modelo de teste não pode reproduzir as condições clínicas exactas, principalmente porque a dentina da raiz não é uniforme e a superfície das paredes do canal preparadas durante o tratamento endodôntico diferem consideravelmente [19, 143]. Além disso, este método não é aconselhável para materiais plásticos, como a guta-percha ou o Resilon [143]. Apesar das limitações, o teste de push-out ainda pode ser adequado para classificar a ligação de materiais de obturação radicular [144].

Os resultados do presente estudo indicaram que a obturação do canal radicular utilizando GP/AH Plus registou significativamente a maior resistência média de ligação push-out. Isto pode ser explicado pela formação de uma ligação covalente por um anel epóxido aberto do cimento AH Plus a quaisquer grupos amino expostos no colagénio da dentina radicular [145]. Várias investigações apoiaram as propriedades de alta qualidade dos selantes à base de resina epoxídica, incluindo uma contração muito baixa durante a presa, estabilidade dimensional a longo prazo, excelente propriedade de fluxo, penetração mais profunda nos túbulos dentinários e microirregularidades da superfície [146]. Isto estava de acordo com as conclusões de Fisher et al. [13], Sagsen et al. [147], Mahdi et al. [122] e Patil et al.[1].

A ligação significativamente melhor do GP/AH Plus em comparação com o grupo GF no presente estudo confirmou os resultados de Tummala et al. [148] que relataram que a molhabilidade dos cimentos do canal radicular poderia influenciar a sua adaptabilidade à dentina radicular. O cimento AH Plus demonstrou molhar melhor a superfície da dentina radicular do que o cimento GF, o que pode ser atribuído à sua capacidade de penetrar melhor nas micro-irregularidades. O GF mostrou uma fraca humidificação na superfície da dentina radicular devido à presença de silicone, que possivelmente produz forças de tensão superficial elevadas, tornando o espalhamento destes materiais menor.

As forças de ligação mais baixas detectadas nos grupos que contêm MRBS (grupos RS SE e ER) em comparação com o grupo GP/AH Plus podem ser explicadas pelo efeito dos factores de configuração da cavidade (Fator C). O fator C é extremamente elevado em canais radiculares longos e estreitos [110, 149]. Nestas situações, existe uma área de superfície não ligada muito limitada para proporcionar alívio das tensões criadas pela contração da polimerização. É provável que a ligação entre o núcleo do cimento e a dentina do cimento não seja suficientemente adequada para resistir a esta tensão debilitante que se desenvolve durante a polimerização, resultando na formação de fendas. Além disso, a polimerização leve para o selamento coronal imediato dificulta o alívio do fluxo de resina e aumenta a tensão dentro do material [150]. Outra causa dos baixos valores de resistência de ligação do grupo RS SE comparado com o grupo GP/AH Plus pode ser explicada pela fraca união química entre o selante RS SE e o ponto RS, que não foi tão elevada como esperado. Esta ligação fraca pode ser devida a uma quantidade insuficiente de dimetacrilato (policaprolactona/dimetacrilato é 10 : 1) no RS [151], que não pode resistir ao stress de polimerização do selante de resina de cura dupla.

O sistema de obturação do canal radicular ER registou a força de ligação push-out média mais baixa do presente estudo. Este facto pode ser explicado pela formação de longos "tags" de resina, uma vez que o ER tem boas propriedades hidrofílicas [108], estes "tags" apareceram sem ligação e exibiram uma força adesiva insuficiente para resistir à contração da polimerização, resultando na formação de uma lacuna entre o cimento e a parede do canal [13]. Este facto está de acordo com os resultados de Fisher et al. [13], Rahimi et al. [119], Haragushiku et al. [120], Mahdi et al. [122] e Patil et al.[1].

Vale a pena verificar que o sistema de obturação do canal radicular ER registou uma maior força de ligação push-out do que o grupo GF ao nível apical do canal radicular. Isto pode estar relacionado com a variedade da forma anatómica do canal radicular, uma vez que a dentina da raiz não é uniforme e a superfície das paredes do canal preparadas durante o tratamento endodôntico diferem consideravelmente, o que pode afetar a adesão do material de obturação do canal radicular [19, 143].

Nagas et al. [152] e Carneiro et al. [121] mostraram que o valor da resistência da ligação diminuiu no sentido coronal para apical, enquanto Mahdi et al. [122] mostraram que o valor da resistência da ligação aumentou no sentido coronal para apical, independentemente dos materiais de obturação utilizados.

No presente estudo, a maior resistência de união demonstrada no terço coronal do que no terço médio pode ser explicada pela proximidade do primeiro à fonte do sistema de fotopolimerização [153], que melhora significativamente as propriedades mecânicas e a resistência de união à dentina [154]. Assim, a profundidade limitada da fotopolimerização no sistema de canais radiculares [126] e o baixo grau de conversão monómero-polímero através da polimerização química [154] podem explicar a maior resistência de união no terço coronal. Outra explicação para a maior resistência de união no terço coronal em comparação com o terço apical é o facto de a dentina apical conter menos túbulos patentes do que a dentina coronal. A estrutura mais complexa da dentina tubular faz com que a dentina coronal seja mais suscetível à infiltração do que a esclerótica dentina apical [121, 155].

A maior resistência de união demonstrada no terço apical do que no terço médio pode ser explicada por Mahdi et al. [122] que demonstraram que a instrumentação manual até à largura # 40 produz um alargamento muito limitado do canal na secção apical, impossibilitando a realização de testes de push-out sem valores que tenham uma componente de fricção com as paredes do canal, e por Babb et al. [60] que demonstraram que as variações na densidade tubular ao longo do canal são insuficientes para alterar a adesão do selante.

No presente estudo, não houve diferença estatisticamente significante entre os níveis testados, independentemente dos materiais de obturação utilizados, concordando com os resultados obtidos por Patil et al. [1], Costa et al. [156] e discordando dos resultados obtidos por Mahdi et al. [122], Carneiro et al. [121] e Nagas et al. [152].

Além disso, a resistência média da ligação push-out para cada grupo nas três secções é diferente de grupo para grupo, o que pode dever-se ao facto de a dentina radicular não ser uniforme e a superfície das paredes do canal preparada durante o tratamento endodôntico diferir consideravelmente [19, 143]. Além disso, a diferente anatomia interna dos canais em cada terço desempenha um papel importante devido à variação do número e do diâmetro dos túbulos dentinários [121, 155].

Os resultados do presente estudo desafiam a afirmação da formação de "monoblocos" pelos novos cimentos à base de resina. A maior força de ligação push-out encontrada nas obturações radiculares GP/AH Plus reitera o facto de que a era das obturações radiculares convencionais sem ligação ainda não chegou ao fim.

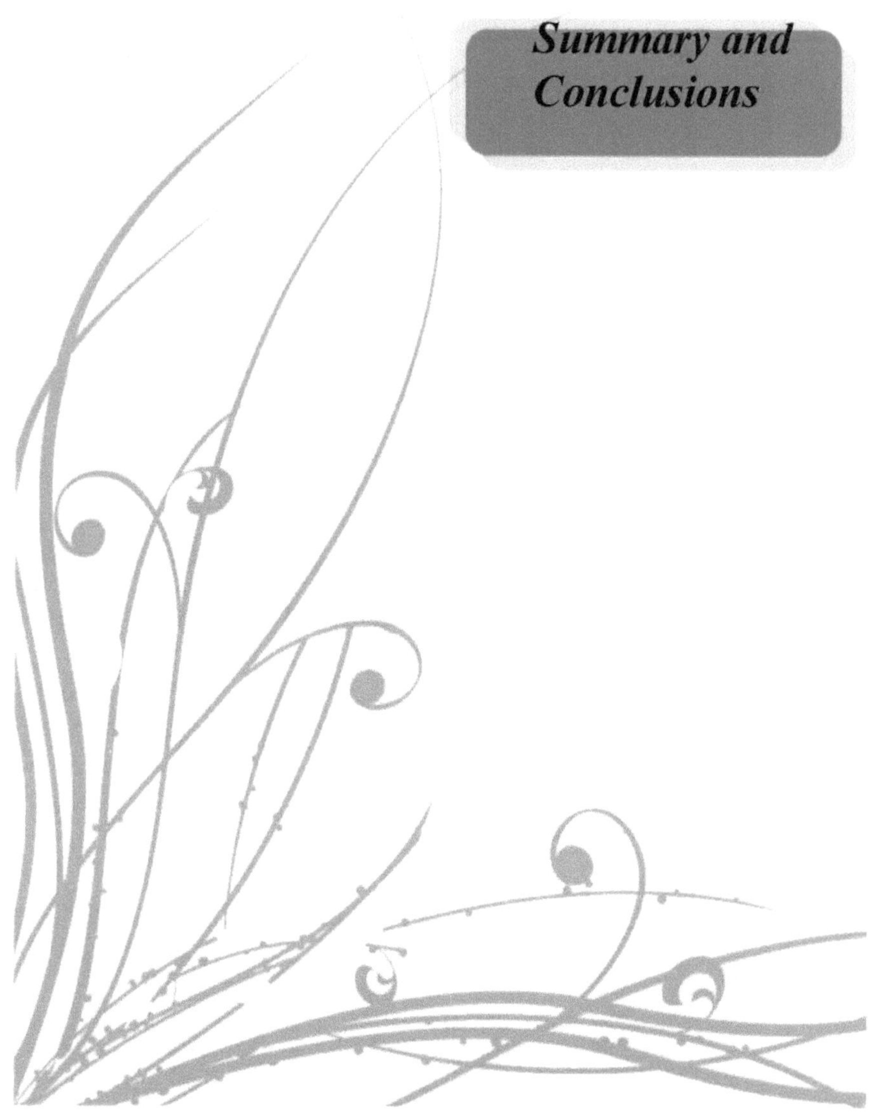
Summary and Conclusions

Este estudo in-vitro foi efectuado para avaliar a resistência de união dos quatro diferentes sistemas de obturação (GP/AH mais selante, GF, sistema RS SE e sistema ER) à dentina do canal radicular, utilizando o teste de push-out.

Foi utilizado neste estudo um total de 80 dentes pré-molares inferiores humanos recém-extraídos com uma única raiz reta, madura e totalmente desenvolvida, de tamanho quase comparável e com raízes totalmente maduras. As coroas foram removidas na junção cemento-esmalte deixando uma raiz de quase 16 mm e o comprimento de trabalho de cada canal radicular foi estabelecido utilizando uma lima K (tamanho 10).

As oitenta raízes foram preparadas utilizando limas K manuais de aço inoxidável com um cone de 0,02 com a técnica step back até à lima apical principal #40. Os 2/3 coronais do canal foram então completados com limas manuais de aço inoxidável maiores do que a última lima utilizada no passo para trás até à lima #80, que foram utilizadas para alargar o canal num movimento de limagem circunferencial.

Todos os canais foram irrigados com 3 ml de NaOCl a 5,25% preparado de fresco durante todos os passos da preparação, e a smear layer foi removida com 1 ml de EDTA a 17% mantido no canal durante 1 min. Finalmente, os canais radiculares foram lavados com 3 ml de água destilada após a conclusão da preparação. Todos os canais foram então secos com pontas de papel estéril para estarem prontos para a obturação.

Oitenta raízes foram divididas aleatoriamente em quatro grupos de acordo com os sistemas de obturação de 20 dentes cada.

Grupo I: Os canais radiculares foram preenchidos com GP e AH Plus sealer usando a técnica de condensação lateral a frio.

Grupo II: Os canais radiculares foram preenchidos com GF injetável e um cone de guta-percha de ponta única.

Grupo III: Os canais radiculares foram preenchidos com o sistema de obturação RS SE utilizando a técnica de condensação lateral a frio.

Grupo IV: Os canais radiculares foram preenchidos com o sistema de obturação ER.

As raízes foram posicionadas verticalmente e centradas em blocos de resina acrílica transparente curados a frio, cada raiz foi seccionada horizontalmente nos terços apical, médio e coronal e a superfície coronal de cada secção foi codificada.

Um total de 240 secções obtidas (80 raízes x 3 secções) foram submetidas ao ensaio de arrancamento com uma máquina de ensaios universal. A estatística foi efectuada utilizando ANOVA de uma via com um nível de confiança de 95%.

Os resultados deste estudo não revelam qualquer vantagem na utilização das obturações radiculares adesivas, em resultado da resistência de união push-out significativamente inferior demonstrada pelos sistemas RS SE e ER. Esta é uma situação contraditória porque as obturações radiculares não adesivas obtiveram uma adesividade superior à dos materiais de obturação radicular adesivos. Assim, o monobloco endodôntico não pode ser obtido no presente estudo pelos materiais de obturação radicular adesivos testados.

De um ponto de vista prático, a análise atenta dos presentes resultados produz uma reflexão interessante para uma análise mais aprofundada; apesar do desenvolvimento teórico alcançado pela introdução da atual tecnologia adesiva da dentina a ser utilizada nos procedimentos de obturação radicular, as obturações radiculares não adesivas simples e económicas continuam a ser a escolha mais fiável.

Conclusões:

Dentro das limitações do presente estudo in-vitro, os resultados sugerem que:

1- A maior força de ligação push-out, independentemente dos níveis do canal radicular, foi registada no grupo GP/AH Plus.

2- A resistência de união mais elevada, independentemente dos materiais de obturação utilizados, foi registada no nível coronal.

Recomendações:

Recomenda-se a realização de mais estudos para avaliar a resistência de união dos novos cimentos desenvolvidos para os canais radiculares, como o Nanoseal, o cimento Nano HA, o cimento Bioceramics e o sistema Activ GP. Além disso, é necessário avaliar a resistência de união destes cimentos após o retratamento dos canais radiculares.

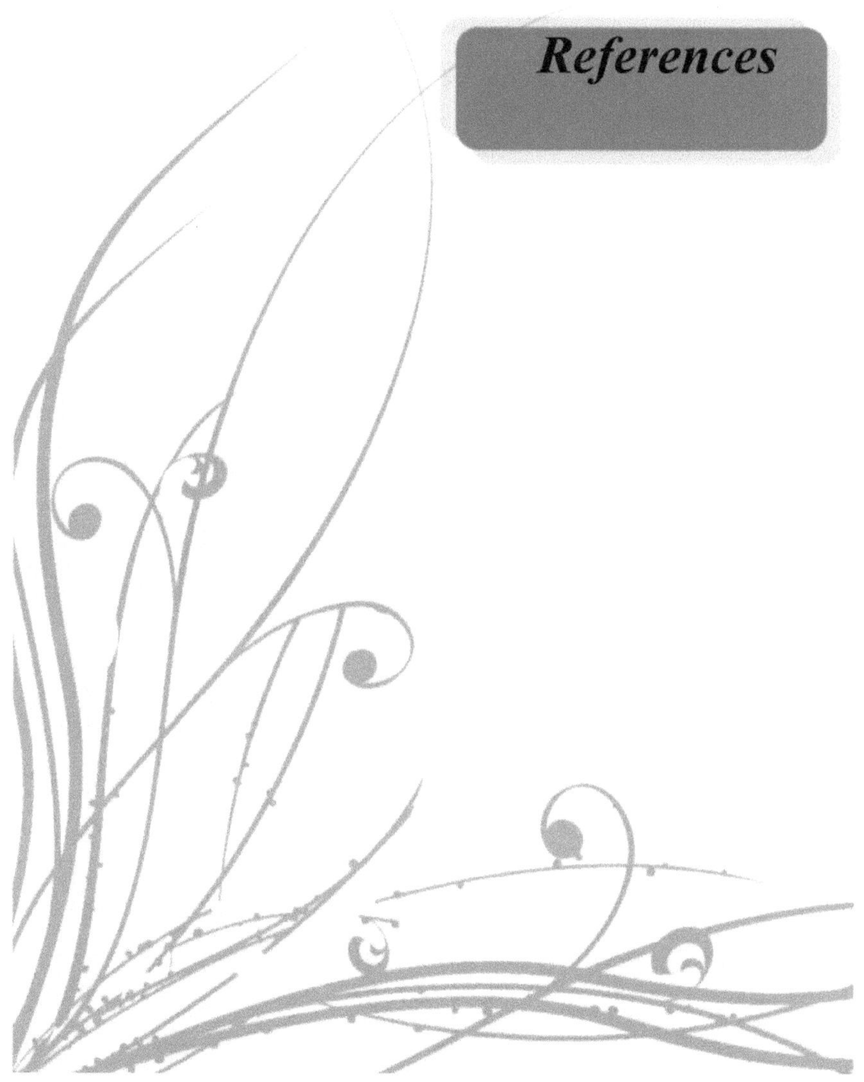

References

1.   Patil SA, Dodwad PK, Patil AA. Uma comparação in vitro das forças de ligação do sistema de obturação Gutta-percha/AH Plus, Resilon/Epiphany self-etch e EndoREZ à dentina intraradicular utilizando um desenho de teste push- out. J Conserv Dent 2013;16:238-42.

2.   Kokorikos I, Kolokouris I, Economides N, Gogos C, Helvatjoglu-Antoniades M. Avaliação a longo prazo da capacidade de selamento de dois selantes de canais radiculares em combinação com agentes de ligação autocondicionantes. J Adhes Dent 2009;11:239-46.

3.   Andrade-Junior CV, Kawagoe ST, Almeida JF, Gomes BP, Zaia AA, Ferraz CC. Resistência de união à dentina radicular e capacidade de selamento do AH Plus em combinação com um agente de união. Ata Odontol Scand 2013;71:1200-5.

4.   Shipper G, 0rstavik D, Teixeira FB, Trope M. Uma avaliação da fuga microbiana em raízes preenchidas com um material de preenchimento de canais radiculares à base de polímero sintético termoplástico (Resilon). J Endod 2004;30:342-7.

5.   Kumar N, Aggarwal V, Singla M, Gupta R. Efeito de várias soluções endodônticas na resistência à perfuração do Resilon sob carga cíclica. J Conserv Dent 2011;14:366-9.

6.   Stratton RK, Apicella MJ, Mines P.. A fluid filtration comparison of gutta-percha versus Resilon, a new soft resin endodontic obturation system. J Endod 2006;32:642-5.

7.   Bouillaguet S, Wataha JC, Tay FR, Brackett MG, Lockwood PE. Initial in vitro biological response to contemporary endodontic sealers. J Endod 2006;32:989-92.

8.   Skidmore LJ, Berzins DW, Bahcall JK. Uma comparação in vitro da resistência de união à dentina intrarradicular do Resilon e da guta-percha. J Endod 2006;32:963-6.

9.   Magura ME, Kafrawy AH, Brown CE Jr, Newton CW. Microinfiltração coronal de saliva humana em canais radiculares obturados: um estudo in vitro. J Endod 1991;17:324-31.

10.   Shipper G, Teixeira FB, Arnold RR, Trope M. Inflamação periapical

após inoculação microbiana coronal de raízes de cão preenchidas com guta-percha ou resilon. J Endod 2005;31:91-6.

11. Shokouhinejad N, Gorjestani H, Nasseh AA, Hoseini A, Mohammadi M, Shamshiri AR. Resistência de união push-out da guta-percha com um novo selante biocerâmico na presença ou ausência de camada de esfregaço. Aust Endod J 2013; 39: 102-6.

12. Teixeira FB1, Teixeira EC, Thompson JY, Trope M.Resistência à fratura de raízes tratadas endodonticamente com um novo material de obturação em resina. J Am Dent Assoc 2004;135:646-52.

13. Fisher MA, Berzins Dw, Bahcall JK. Uma comparação in vitro da resistência de união de vários materiais de obturação à dentina do canal radicular utilizando um desenho de teste push-out. J Endod 2007;33:856-8.

14. Doyle MD, Loushine RJ, Agee KA, Gillespie WT, Weller RN, Pashley DH, Tay FR. Melhoria do desempenho do EndoRez root canal sealer com um adesivo auto-condicionante de dois passos de cura dupla. I. Resistência do adesivo à dentina. J Endod 2006;32:766-70.

15. Gillespie WT, Loushine RJ, Weller RN, Mazzoni A, Doyle MD, Waller JL, Pashley DH, Tay FR.Melhorar o desempenho do cimento EndoREZ para canais radiculares com um adesivo auto-condicionante de dois passos de cura dupla. II. Selagem apical e coronal. J Endod 2006;32:771-5.

16. Punia SK, Nadig P, Punia V. Uma avaliação in vitro de microinfiltração apical em canais radiculares obturados com gutta-flow, resilon, thermafil e condensação lateral: Um estudo estereomicroscópico . J Conserv Dent 2011;14:173-7.

17. Celik D, Er K, Serper A, Taşdemir T, Ceyhanli KT. Resistência de união push-out de três cimentos de silicato de cálcio à dentina do canal radicular após dois regimes de irrigação diferentes. Clin Oral Investig 2014;18(4):1141-6.

18. Gutmann JL. Perspectivas clínicas, radiográficas e histológicas sobre o sucesso e o insucesso em endodontia. Dent Clin North Am 2009;36(2):379-92.

19. Schwartz RS. Dentisteria adesiva e endodontia. Parte 2: Colagem no sistema de canais radiculares - A promessa e os problemas: Uma revisão. J Endod 2006;32:1125-34.

20. Bouillaguet S, Bertossa B, Krejci I, Wataha JC, Tay FR, Pashley DH. Estratégias adesivas alternativas para otimizar a adesão à dentina radicular. J Endod 2007;33:1227-30.

21. Saleh IM, Ruyter IE, Haapasalo MP, Orstavik D. Adhesion of endodontic sealers: scanning electron microscopy and energy dispersive spectroscopy. J Endod 2003;29:595-601.

22. Ayad MF, Farag AM, Garcia-Godoy F. Efeito do irrigante ácido lático na resistência ao cisalhamento do selante adesivo Epiphany à superfície da dentina humana. Oral Surgery, Oral Surg Oral Med Oral Pathol Oral Radiol Endod 2010;109:100-6.

23. Ray HA, Trope M. Periapical status of endodontically treated teeth in relation to the technical quality of the root filling and the coronal restoration. Int Endod J 1995;28:12-8.

24. Obturação de sistemas de canais radiculares. Associação Americana de Endodontia 2009.

25. Pettiette MT, Metzger Z, Phillips C, Trope M. Complicações endodônticas da terapia de canais radiculares efectuada por estudantes de medicina dentária com limas K de aço inoxidável e limas manuais de níquel-titânio. J Endod 1999; 25: 230-4.

26. Hovland EJ, Dumsha TC. Avaliação de fugas in vitro do cimento obturador de canais radiculares Sealapex. Int Endod J 1985;18:179-82.

27. Lucena-Martin C, Ferrer-Luque CM, Gonzalez-Rodriguez MP, Robles-Gijon V, Navajas-Rodriguez de Mondelo JM. Um estudo comparativo da fuga apical dos cimentos seladores Endomethasone, Top Seal e Roeko Seal. J Endod 2002;28:423-6.

28. Tagger M, Tagger E, Tjan Ah, Bakland LK. Medição da adesão de selantes endodônticos à dentina. J Endod 2002;28:351-54.

29. Cecchin D, Souza M, Carlini-Junior B, Barbizam JV. Resistência de união de Resilon/Epiphany em comparação com Gutta-percha e selantes

Sealer 26 e Endo Fill. Aust Endod J 2012;38:21-5.

30. 0rstavik D, Eriksen Hm, Beyer-Olsen EM. Propriedades adesivas e fugas de selantes de canais radiculares in vitro. Int Endod J 1983;16:59-63.

31. Lee KW, Williams MC, Camps JJ, Pashley DH. Adhesion of endodontic sealers to dentin and guttapercha. J Endod 2002;28:684-8.

32. Bayne S. Colagem a substratos dentários. In: Craig RG. Powers JM, eds. Restorative Dental Materials, 11ª edn. St. Louis: Mosby Inc. 2001; 260-262.

33. Saleh IM, Ruyter IE, Haapasalo M, Orstavik D. Os efeitos do pré-tratamento da dentina na adesão dos selantes do canal radicular. Int Endod J 2002;35:859-66.

34. Evans JT, Simon JH. Avaliação do selamento apical produzido pela Gutta-percha termoplastificada injetada na ausência de smear layer e do selante do canal radicular. J Endod 1986;12:100-7.

35. Madison S, Wilcox LR. Uma avaliação da microinfiltração coronal em dentes tratados endodonticamente. Parte III. Estudo in vivo. J Endod 1988;14:455-8.

36. Torabinejad M, Ung B, Kettering JD. In vitro bacterial penetration of coronally unsealed endodontically treated teeth. J Endod 1990;16:566-9.

37. Gulsahi K, Cehreli ZC, Onay EO, Tasman-Dagli F, Ungor M. Comparação da área do selante à base de resina e dos espaços vazios em raízes obturadas com Resilon e Gutta-Percha. J Endod 2007;33:1338-41.

38. Lea CS, Apicella MJ, Minas P, Yancich PP, Parker MH. Comparação da densidade de obturação da compactação lateral a frio versus a compactação vertical a quente utilizando a técnica de onda contínua de condensação. J Endod 2005;31:37-9.

39. Pameijer CH, Zmener O. Materiais de resina para obturação de canais radiculares. Dent Clin North Am 2010;54:325- 44.

40. Spangberg LS, Barbosa SV, Lavigne GD. O AH 26 liberta formaldeído. J Endod 1993; 19:596-8.

41. De Moor RJ, De Bruyne MA. A capacidade de selamento a longo prazo do AH 26 e do AH plus utilizados com três técnicas de obturação de guta-percha. Quintessence Int 2004; 35(4):326-31.

42. Kardon BP, Kuttler S, Hardigan P, Dorn SO. Uma avaliação in vitro da capacidade de selamento de um novo sistema de obturação do canal radicular. J Endod 2003;29:658-61.

43. Shipper G, Trope M. Fuga microbiana in vitro de dentes tratados endodonticamente utilizando técnicas de obturação novas e padrão. J Endod 2004;30:154-8.

44. Sevimay S, Kalayci A. Avaliação da capacidade de selamento apical e da adaptação à dentina de dois selantes à base de resina. J Oral Rehabil 2005;32:105-10.

45. Ferrari M1, Mannocci F, Vichi A, Cagidiaco MC, Mjor IA. Colagem ao canal radicular: caraterísticas estruturais do substrato. Am J Dent. 2000;13:255-60.

46. Kim YK1, Grandini S, Ames JM, Gu LS, Kim SK, Pashley DH, et al. Revisão crítica dos selantes de canais radiculares à base de resina de metacrilato. J Endod 2010;36:383-99.

47. De Munck J, Vargas M, Van Landuyt K, Hikita K, Lambrechts P, Van Meerbeek B. Colagem de um material de cimentação autoadesivo ao esmalte e à dentina. Dent Mater 2004;20:963-71.

48. Zmener O, Pameijer Ch, Serrano SA, Vidueira M, Macchi RL. Significado da humidade da dentina do canal radicular com a utilização de selantes endodônticos à base de metacrilato: um estudo in vitro de fuga de corante coronal. J Endod 2008;34:76-9.

49. Hammad M, Qualtrough A, Silikas N. Comportamento de retração de selantes endodônticos de presa prolongada. J Endod 2008;34:90-3.

50. Tay FR, Loushine RJ, Monticelli F, Weller RN, Breschi L, Ferrari M, et al. Eficácia dos cones de guta-percha revestidos a resina e de um selante à base de resina de metacrilato hidrofílico de cura dupla na obturação de canais radiculares. J Endod 2005;31:659-64.

51. Wang Y, Spencer P. Condicionamento contínuo de um adesivo tudo-em-

um em túbulos de dentina húmida. J Dent Res 2005;48:350-4.

52.   Watanabe I, Nakabayashi N, Pashley DH. Colagem à dentina polida por um primer autocondicionante de fenil-P. J Dent Res 1994;73:1212-20.

53.   Perdigao J, Lopes MM, Gomes G. Adaptação interfacial de materiais adesivos à dentina do canal radicular. J Endod 2007;33:259-63.

54.   Kokkas AB, Boutsioukis ACh, Vassiliadis LP, Stavrianos CK. A influência da camada de esfregaço na profundidade de penetração dos túbulos dentinários por três diferentes cimentos para canais radiculares: um estudo in vitro. J Endod 2004;30:100-2.

55.   Tay FR, Pashley DH. Agressividade dos sistemas autocondicionantes contemporâneos. I: Profundidade de penetração para além das camadas de esfregaço de dentina. Dent Mater 2001;17:296-308.

56.   Radovic I, Monticelli F, Goracci C, Vulicevic ZR, Ferrari M. Cimentos de resina auto-adesivos: uma revisão da literatura. J Adhes Dent 2008;10:251-8.

57.   Lawson MS, Loushine B, Mai S, Weller RN, Pashley DH, Tay FR, et al. Resistência de um cimento à base de metacrilato contendo 4-META à deslocação em canais radiculares.J Endod 2008;34:833-7.

58.   Pinna L, Brackett MG, Lockwood PE, Huffman BP, Mai S, Cotti E, et al. Avaliação da citotoxicidade in vitro de um selante de canal radicular autoadesivo à base de resina de metacrilato. J Endod 2008;34:1085-8.

59.   Teixeira FB, Teixeira EC, Thompson J, Leinfelder KF, Trope M. A ligação dentinária atinge o sistema de canais radiculares. J Esthet Restor Dent 2004;16:348-54.

60.   Babb BR, Loushine RJ, Bryan TE, Ames JM, Causey MS, Kim J, et al. Colagem de selantes de canais radiculares auto-adesivos (selfetching) à dentina radicular. J Endodo 2009;35:578-82.

61.   Mai S, Kim YK, Hiraishi N, Ling J, Pashley DH, Tay FR. Avaliação do verdadeiro potencial de auto-condicionamento de um selante autoadesivo de quarta geração à base de resina de metacrilato. J Endod 2009;35:870-4.

62.   Kim YK, Mai S, Haycock JR, Kim SK, Loushine RJ, Pashley DH, et al.

O potencial de auto-condicionamento de RealSeal versus RealSeal SE. J Endod 2009;35:1264- 69.

63. Duggan D, Arnold RR, Teixeira FB, Caplan DJ, Tawil P. Inflamação periapical e penetração bacteriana após inoculação coronal de raízes de cão preenchidas com RealSeal 1 ou Thermafil. J Endod 2009;35:852-7.

64. Rached-Junior FJ, Souza-Gabriel AE, Alfredo E, Miranda CE, Silva-Sousa YT, Sousa-Neto MD. Resistência de união do cimento Epiphany preparado com solvente resinoso. J Endod 2009;35:251-5.

65. Miner MR, Berzins DW, Bahcall JK. Uma comparação das propriedades térmicas entre a guta-percha e um material de obturação do canal radicular à base de polímero sintético (Resilon). J Endodo 2006;32:683-6.

66. Tay FR, Loushine RJ, Weller RN, Kimbrough WF, Pashley DH, Mak YF, et al. Avaliação ultra-estrutural do selamento apical em raízes preenchidas com um material de preenchimento de canais radiculares à base de policaprolactona. J Endod 2005;31:514-9.

67. Elayouti A, Achleithner C, Lost C, Weiger R. Homogeneidade e adaptação de uma nova pasta de guta-percha às paredes do canal radicular. J Endod 2005;31:687-90.

68. Senthil Kumar P, Vivekananda PA, kundabala M. A Three-Dimensional Evaluation of Density and Homogeneity of Root Canal Obturation with Guttaflow using Backfilling Technique in Comparison with Conventional Lateral Compaction Technique using Spiral Computed Tomography - An In Vitro Study (Avaliação tridimensional da densidade e homogeneidade da obturação do canal radicular com Guttaflow utilizando a técnica de enchimento posterior em comparação com a técnica de compactação lateral convencional utilizando a tomografia computorizada em espiral). Endodontologia 2008;20:43-50.

69. Kangarlou A, Dianat O, Esfahrood ZR, Asharaf H, Zandi B, Eslami G. Fuga bacteriana dos canais radiculares preenchidos com GuttaFlow em comparação com os canais radiculares preenchidos com Resilon/Epiphany e Gutta-percha/AH26. Aust Endod J 2012;38:10-3.

70. Branstetter J, von Fraunhofer JA. As propriedades físicas e a ação seladora dos cimentos obturadores endodônticos: uma revisão da

literatura. J Endod 1982;8:312-6.

71. Bojar W, Czarnecka B, Prylinski M, Walory J. Resistência ao cisalhamento de selantes endodônticos à base de resina epóxi em dentina bovina após aplicação de ozono. Ata Bioeng Biomech 2009;11(3):41-5.

72. Stewart GG. Um estudo comparativo de três agentes seladores de canais radiculares. Oral Surg Oral Med Oral Pathol 1985;11:1029-41.

73. Schafer E, Zandbiglari T, Schafer J. Influência das obturações adesivas do canal radicular à base de resina na resistência à fratura de raízes tratadas endodonticamente: um estudo preliminar in vitro. Oral Surg Oral Med Oral Pathol Oral Radiol Endod 2007;103:274-9.

74. Peters OA, Barbakow F. Efeitos da irrigação nos detritos e na camada de esfregaço nas paredes do canal preparadas por duas técnicas rotativas: um estudo de microscopia eletrónica de varrimento. J Endod 2000;26:6-10.

75. Heard F, Walton RE. Estudo com microscópio eletrónico de varrimento comparando quatro técnicas de preparação de canais radiculares em canais curvos pequenos. Int Endod J 1997;30:323-31.

76. Kouvas V, Liolios E, Vassiliadis L, Parissis-Messimeris S, Boutsioukis A. Influência da camada de esfregaço na profundidade de penetração de três selantes endodônticos: um estudo SEM. Endod Dent Traumatol 1998;14:191-5.

77. Kennedy WA, Walker WA 3rd, Gough RW.Efeitos da remoção da camada de esfregaço na fuga apical. J Endod 1986;12:21-27.

78. De Munck J, Van Meerbeek B, Yoshida Y, Inoue S, Suzuki K, Lambrechts P. Quatro anos de degradação pela água de um adesivo de ionómero de vidro modificado por resina ligado à dentina. Eur J Oral Sci. 2004;112:73-83.

79. Berry EA 3º, Powers JM. Resistência de união dos ionómeros de vidro à dentina coronal e radicular. Oper Dent 1994;19:122-6.

80. Weiger R, Heuchert T, Hahn R, Lost C. Adesão de um cimento de ionómero de vidro à dentina radicular humana. Endod Dental Traumatol 1995;11:214-9.

81. Eldeniz AU, Erdemir A, Belli S. Resistência de união ao cisalhamento de três selantes à base de resina à dentina com e sem a camada de esfregaço. J Endod 2005;31:293-6.

82. Economides N, Liolios E, Kolokuris I, Beltes P. Avaliação a longo prazo da influência da remoção da smear layer na capacidade de selagem de diferentes selantes. J Endod 1999;25:123-5.

83. Economides N, Kokorikos I, Kolokouris I, Panagiotis B, Gogos C. Estudo comparativo da capacidade de selamento apical de um novo selante de canais radiculares à base de resina. J Endod 2004;30:403-5.

84. Cobankara FK, Adanir N, Belli S, Pashley DH. Uma avaliação quantitativa da fuga apical de quatro selantes de canais radiculares. Int Endod J 2002;35:979-84.

85. Khayat A, Jahanbin A. A influência da camada de esfregaço na fuga coronal dos selantes de canais radiculares Roth 801 e AH26. Aust Endod J 2005;3:66-8.

86. Clark-Holke D, Drake D, Walton R, Rivera E, Guthmiller JM. Penetração bacteriana através de canais de dentes tratados endodonticamente na presença ou ausência da camada de esfregaço. J Dent 2003;31:275-81.

87. Ferrari M, Mannocci F. Um sistema adesivo de "um frasco" para a colagem de um pilar de fibra num canal radicular: uma avaliação SEM da interface pós-resina. Int Endod J 2000;33:397-400.

88. Mannocci F, Pilecki P, Bertelli E, Watson TF. A densidade dos túbulos dentinários afecta a resistência à tração da dentina radicular. Dent Mater 2004; 20:293-6.

89. Malyk Y, Kaaden C, Hickel R, Ilie N. Análise da formação de tags de resina na dentina do canal radicular: um estudo transversal. Int Endod J 2010;43:47-56.

90. Ferrari M, Cagidiaco M, Mason P. Relação micromorfológica entre resina e dentina em restaurações de Classe II: uma investigação in vivo e in vitro por microscopia eletrónica de varrimento. Quintessence Int 1994;25:861-6.

91. Ferrari M, Davidson CL. Interdifusão de resina-dentina in vivo e formação de etiquetas com ramos laterais de dois sistemas adesivos. Prosthet Dent 1996;76:250- 3.

92. Bouillaguet S, Troesch S, Wataha JC, Krejci I, Meyer JM, Pashley DH. Resistência de união por microtensão entre cimentos adesivos e dentina do canal radicular. Dent Mater 2003;19:199-205.

93. Bolhuis P, de Gee A, Feilzer A. A influência da carga de fadiga na qualidade da camada de cimento e na resistência de retenção de restaurações de núcleo de compósito pós-resina de fibra de carbono. Oper Dent 2005; 30:220-7.

94. Ferrari M, Vichi A, Mannocci F, Mason PN. Estudo retrospetivo do desempenho clínico dos pilares de fibra. Am J Dent 2000;13:9-13.

95. Mannocci F, Bertelli E, Watson TF, Ford TP. Interfaces de resindentina de dentes restaurados tratados endodonticamente. Am J Dent 2003;16:28-32.

96. Tay FR, Pashley DH. Monoblocos em canais radiculares: Um objetivo hipotético ou tangível. J Endod 2007;33:391-8.

97. Feilzer AJ, De Gee AJ, Davidson CL. Contração de cura de compósitos e cimentos de ionómero de vidro. J Prosthet Dent 1988;59:297-300.

98. Carvalho RM, Pereira JC, Yoshiyama M, Pashley DH. Uma revisão da contração de polimerização: a influência do desenvolvimento do stress versus o alívio do stress. Oper Dent 1996;21:17-24.

99. Bayne SC, Thompson JY, Swift EJ Jr, Stamatiades P, Wilkerson M.A caraterização dos compósitos fluidos de primeira geração. J Am Dent Assoc1998; 129: 56777.

100. Labella R, Lambrechts P, Van Meerbeek B, Vanherle G. Retração de polimerização e elasticidade de compósitos fluidos e adesivos preenchidos. Den Mater 1999;15:128-37.

101. Davidson CL, de Gee AJ. Relaxamento das tensões de contração de polimerização por fluxo em compósitos dentários. J Dent Res 1984;63:146-8.

102. De Munck J, Van Landuyt K, Peumans M, Poitevin A, Lambrechts P,

Braem M, et al. Uma revisão crítica da durabilidade da adesão ao tecido dentário: métodos e resultados. J Dent Res 2005;48:118-32.

103. Hashimoto M, Ohno H, Kaga M, Endo K , Sano H, Oguchi H. Degradação in vivo de ligações resina-dentina em humanos ao longo de 1 a 3 anos. J Dent Res 2000;79:1385- 91.

104. Hashimoto M ,Ohno H, Kaga M, Endo K, Sano H, Oguchi H. Interfaces adesivas resina-dente após função a longo prazo. A J Dent 2001;14:211-5.

105. Pashley DH, Tay FR, Yiu C, Hashimoto M, Breschi L, Carvalho RM, et al. Degradação do colagénio por enzimas derivadas do hospedeiro durante o envelhecimento. J Dent Res 2004;83:216-21.

106. Suppa P, Breschi L, Ruggeri A, Mazzotti G, Prati C, Chersoni S, et al. Nanoleakage within the hybrid layer: a correlative FEISEM/TEM investigation. J Biomed Mater Res B Appl Biomater 2005;73:7-14.

107. Tay FR, Pashley DH, Yoshiyama M. Dois modos de expressão de nanofugas em adesivos de passo único. J Dent Res 2002;81:472-6.

108. Sevimay S, Dalat D. Avaliação da penetração e adaptação de três selantes diferentes: um estudo SEM. J Oral Rehabil 2003;30:951-5.

109. Sousa-Neto MD ,Silva Coelho FI, Marchesan MA, Alfredo E, Silva-Sousa YT. Estudo ex vivo da adesão de um cimento à base de epóxi à dentina humana submetida à irradiação com os lasers Er : YAG e Nd : YAG. Int Endod J 2005;38:866-70.

110. Goracci C, Tavares AU, Fabianelli A, Monticelli F, Raffaelli O, Cardoso PC, et al. A adesão entre os pinos de fibra e as paredes do canal radicular: comparação entre as medições da resistência à microtensão e da resistência à tração. Eur J Oral Sci 2004;112:353-61.

111. Hiraishi N ,Loushine RJ, Vano M, Chieffi N, Weller RN, Ferrari M, et al. É necessária uma camada inibida pelo oxigénio para a ligação da guta-percha revestida a resina a um selante de canal radicular à base de metacrilato? J Endod 2006;32:429-32.

112. Gogos C, Economides N, Stavrianos C, Kolokouris I, Kokorikos I. Adesão de um novo selante à base de resina de metacrilato à dentina humana. J Endod 2004;30:238- 40.

113. Van Noort R, Cardew Ge, Howard IC, Noroozi S. O efeito da geometria interfacial local na medição da resistência de união à tração da dentina. J

Den Res 1991;70:889-93.

114. Ungor M, Onay EO, Orucoglu H. Força de ligação push-out: o sistema de obturação endodôntica Epiphany-Resilon comparado com diferentes pares de Epiphany, Resilon, AH Plus e guta-percha. Int Endod J 2006;39:643-7.

115. Dickens SH, Milos MF. Relação entre as resistências de união ao cisalhamento da dentina e diferentes desenhos de testes laboratoriais. Am J Dent 2002;15:185-92.

116. Van Meerbeek B ,Peumans M, Poitevin A, Mine A, Van Ende A, Neves A, et al. Relação entre os testes de resistência da união e os resultados clínicos. Dent Mater 2010;26:100-21.

117. Gesi A, Raffaelli O, Goracci C, Pashley DH, Tay FR, Ferrari M. Resistência interfacial de Resilon e guttapercha à dentina intraradicular. J Endod 2005;31:809- 13.

118. Jainaen A, Palamara JE, Messer HH. Forças de ligação push-out da interface dentina-selante com e sem um cone principal. Int Endod J 2007;40:882-90.

119. Rahimi M, Jainaen A, Parashos P, Messer HH. Colagem de selantes à base de resina à dentina radicular. J Endod 2009;35:121-4.

120. Haragushiku GA, Teixeira CS, Furuse AY, Sousa YT, De Sousa Neto MD, Silva RG. Análise da interface e resistência de união de cimentos endodônticos à base de resina à dentina radicular. Microsc Res Tech 2012;75:655-61.

121. Carneiro SM, Sousa-Neto MD, Rached-Júnior FA, Miranda CE, Silva SR, Silva-Sousa YT. Resistência ao push-out de obturações radiculares com ou sem compactação termomecânica. Int Endod J 2012;45:821-8.

122. Mahdi AA, Bolanos-Carmona V, Gonzalez-Lopez S. Resistência de ligação à dentina radicular e teste de filtração de fluidos dos sistemas AH Plus/gutta-percha, EndoREZ e RealSeal. J Appl Oral Sci 2013;21:369-75.

123. Sun Y, Li YH, Fan MW. Resistência de união push-out de selantes auto-adesivos à base de resina de metacrilato à dentina radicular. J Huazhong Univ Sci Technolog Med Sci. 2014;34:108-13.

124. William V, Burrow MF, Palamara JE, Messer LB. Resistência de união por microcisalhamento de resina composta a dentes afectados por hipomineralização molar utilizando 2 sistemas adesivos. Pediatr Dent 2006;28:233-41.

125. Nasim I, Neelakantan P, Subbarao CV. Efeito dos solventes de gutapercha na resistência de união de dois selantes à base de resina à dentina do canal radicular. Ata Odontol Scand 2014;72(5):376-9.

126. Stiegemeier D, Baumgartner JC, Ferracane J. Comparação das forças de ligação push-out do Resilon com três selantes diferentes. J Endod 2010;36:318-21.

127. Kalra M, Iqbal K, Nitisusanta LI, Daood U, Sum CP, Fawzy AS. O efeito das proantocianidinas na resistência de união e durabilidade do selante de resina à dentina radicular. Int Endod J 2013;46:169-78.

128. Rejan J, Gutmann J. Preparação do sistema de canais radiculares. In: Endodontia na prática clínica. 5ª ed.. Quintessence publishing Co. Ltd,. 2008; 88-89.

129. Eldeniz AU, Orstavik D. Uma avaliação laboratorial da fuga bacteriana coronal em canais radiculares preenchidos com cimentos novos e convencionais. Int Endod J 2009;42:303-12.

130. Shokouhinejad N, Meraji N, Shamshiri AR, Khoshkhounejad M, Raoof M. Efeito de diferentes irrigantes finais na resistência de união de resilon/epiphany e resilon/epiphany self-etch. J Dent (Teerão) 2013;10:296-302.

131. Graziele Magro M, Kuga MC, Regina Victorino K, Vazquez-Garcia FA, Aranda-Garcia AJ, Faria-Junior NB, et al. Avaliação da interação entre o hipoclorito de sódio e várias formulações contendo clorexidina e o seu efeito na dentina radicular - SEM e análise da força de ligação push-out. Microsc Res Tech 2014;77:17-22.

132. Grande NM, Plotino G, Butti A, Messina F, Pameijer CH, Somma F. Análise transversal de canais radiculares preparados com instrumentos rotativos de NiTi e limas recíprocas de aço inoxidável. Oral Surg Oral Med Oral Pathol Oral Radiol Endod 2007;103:120-6.

133. Jainaen A, Palamara JE, Messer HH. Forças de ligação push-out da

interface dentina-selante com e sem um cone principal. Int Endod J 2007;40:882-90.

134. Prado M, Simão RA, Gomes BP. Efeito de diferentes protocolos de irrigação na resistência de união do selante resinoso à dentina. J Endod 2013;39:689-92.

135. Titley KC, Chernecky R, Rossouw PE, Kulkarni GV. O efeito de vários métodos e meios de armazenamento na resistência ao cisalhamento da resina composta dentária à dentina bovina. Arch Oral Biol 1998;43:305-11.

136. Perdigao J. Colagem de dentina - variáveis relacionadas com a situação clínica e o tratamento do substrato. Dent Mater 2010;26:24-37.

137. Baumgartner JC, Mader CL. Uma avaliação microscópica eletrónica de varrimento de quatro regimes de irrigação do canal radicular. J Endod 1987;13:147-57.

138. Calt S, Serper A. Efeitos dependentes do tempo do EDTA nas estruturas da dentina. J Endod 2002;28:17-9.

139. Bohn S, Ilie N. Comportamento de humidificação de selantes de canais radiculares à base de silicone e resina. Int Endod J 2014;47:542-9.

140. Nassar M, Awawdeh L, Jamleh A, Sadr A, Tagami J. Adesão do Epiphany self-etch sealer à dentina tratada com soluções de irrigação intracanal. J Endod 2011;37:228-30.

141. Gopikrishna V, Parameswaren A. Capacidade de selamento coronal de três técnicas de obturação seccional - SimpliFill, Thermafil e compactação vertical quente - em comparação com a condensação lateral fria e a preparação do espaço posterior. Aust Endod J 2006;32:95-100.

142. Xu Q, Ling J, Cheung GS, Hu Y. Uma avaliação quantitativa da capacidade de selamento de 4 técnicas de obturação utilizando um teste de fuga de glucose. Oral Surg Oral Med Oral Pathol Oral Radiol Endod 2007;104:109-13.

143. Teixeira CS, Alfredo E, Thome LH, Gariba-Silva R, Silva-Sousa YT, Sousa-Neto MD. Adesão de um cimento endodôntico à dentina e à guta-percha: medidas de resistência ao cisalhamento e push-out e análise em

MEV. J Appl Oral Sci 2009;17:129-35.

144. Pane ES, Palamara JE, Messer HH. Avaliação crítica do teste push-out para materiais de obturação do canal radicular. J Endod 2013;39:669-73.

145. Nunes VH, Silva RG, Alfredo E, Sousa-Neto MD, Silva-Sousa YT. Adesão dos cimentos Epiphany e AH Plus à dentina radicular humana tratada com diferentes soluções. Braz Dent J 2008;19:46-50.

146. Flores DS, Rached FJ, Versiani MA, Guedes DF, Sousa-Neto MD, Pecora JD. Avaliação das propriedades físico-químicas de quatro cimentos para canal radicular. Int Endod J 2011;24:126-35.

147. Sagsen B, Ustun Y, Demirbuga S, Pala K. Resistência de união push-out de dois novos selantes endodônticos à base de silicato de cálcio à dentina do canal radicular. Int Endod J 2011; 44:1088-91.

148. Tummala M, Chandrasekhar V, Rashmi AS, Kundabala M, Ballal V. Avaliação do comportamento de humedecimento de três selantes de canais radiculares diferentes na dentina do canal radicular. J Conserv Dent 2012;15:109-2.

149. Tay FR, Loushine RJ, Lambrechts P, Weller RN, Pashley DH. Factores geométricos que afectam a ligação da dentina nos canais radiculares: uma abordagem de modelação teórica. J Endod 2005;31:584-9.

150. Ferracane JL. Desenvolvimento de uma abordagem mais completa compreensão das tensões produzidas nos compósitos dentários durante a polimerização. Dent Mater 2005;21:36-42.

151. Tay FR, Hiraishi N, Pashley DH, Loushine RJ, Weller RN, Gillespie WT, et al. Capacidade de ligação do Resilon a um selante de canal radicular à base de metacrilato. J Endod 2006;32:133-7.

152. Nagas E, Cehreli ZC, Durmaz V. Efeito dos modos de fotopolimerização por díodo emissor de luz na resistência de união push-out de um selante à base de metacrilato. J Endod 2011;37:832-5.

153. Beriat NC, Ertan A, Cehreli ZC, Gulsahi K. Conversão dependente do tempo de um selante à base de metacrilato polimerizado com diferentes unidades fotopolimerizadoras. J Endod 2009;35:110-2.

154. Oooka S, Miyazaki M, Takamizawa T, Tsubota K, Kurokawa H, Rikuta

A. Influência do modo de polimerização do adesivo na resistência de união à dentina de sistemas de núcleo de base direta. J Oral sci 2004;46:185-9.

155. Tao L, Pashley DH. Resistência ao cisalhamento da dentina: efeitos dos tratamentos de superfície, profundidade e posição. Dent Mater 1988;4:371-8.

156. Costa JA, Rached-Junior FA, Souza-Gabriel AE, Silva-Sousa YT, Sousa-Neto MD. Resistência ao push-out de cimentos à base de resina de metacrilato nas paredes dos canais radiculares. Int Endod J 2010;43:698-706.

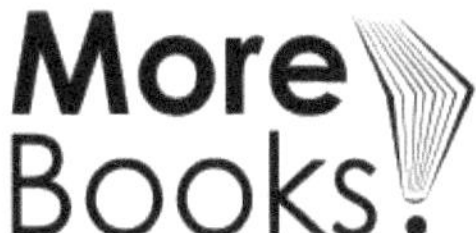

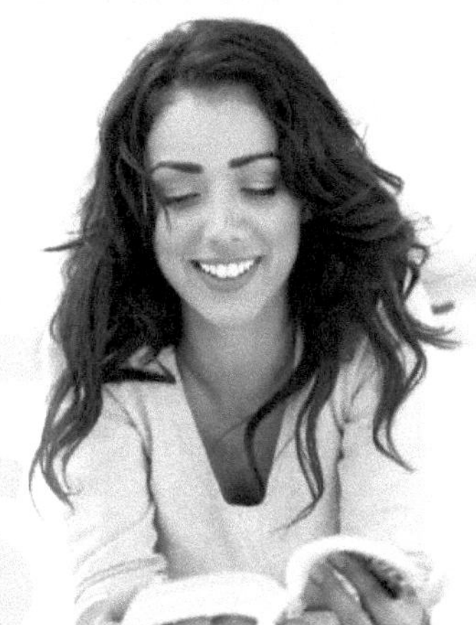

I want morebooks!

Buy your books fast and straightforward online - at one of world's fastest growing online book stores! Environmentally sound due to Print-on-Demand technologies.

Buy your books online at
www.morebooks.shop

Compre os seus livros mais rápido e diretamente na internet, em uma das livrarias on-line com o maior crescimento no mundo! Produção que protege o meio ambiente através das tecnologias de impressão sob demanda.

Compre os seus livros on-line em
www.morebooks.shop

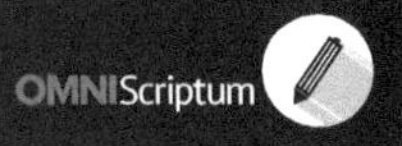

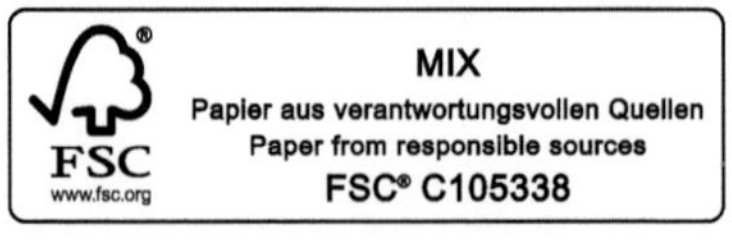

Printed by Books on Demand GmbH, Norderstedt / Germany